Verhaltens-Einzelpsychotherapie von Depressionen im Alter (VEDIA)

Ein standardisiertes Programm

Georg Adler

Unter Mitarbeit von
Jochen Stien, Martin Teufel, Katrin Chwalek

Mit einem Geleitwort von
Heinz Häfner

Mit 4 Abbildungen
und 16 Tabellen

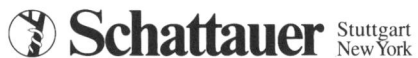

Anschriften

Prof. Dr. med. Georg Adler
Zentralinstitut für Seelische Gesundheit
68159 Mannheim

Dipl.-Psych. Jochen Stien
Dr. med. Martin Teufel
Dipl.-Psych. Katrin Chwalek
Zentralinstitut für Seelische Gesundheit
68159 Mannheim

Bibliografische Information der Deutschen Bibliothek
Die Deutsche Bibliothek verzeichnet diese Publikation in der Deutschen Nationalbibliografie; detaillierte bibliografische Daten sind im Internet über <http://dnb.ddb.de> abrufbar.

Besonderer Hinweis:
Die Medizin unterliegt einem fortwährenden Entwicklungsprozess, sodass alle Angaben, insbesondere zu therapeutischen Verfahren, immer nur dem Wissensstand zum Zeitpunkt der Drucklegung des Buches entsprechen können.
Das Werk mit allen seinen Teilen ist urheberrechtlich geschützt. Jede Verwertung außerhalb der Bestimmungen des Urheberrechtsgesetzes ist ohne schriftliche Zustimmung des Verlages unzulässig und strafbar. Kein Teil des Werkes darf in irgendeiner Form ohne schriftliche Genehmigung des Verlages reproduziert werden.

© 2005 by Schattauer GmbH, Hölderlinstraße 3, 70174 Stuttgart, Germany
E-Mail: info@schattauer.de
Internet: http://www.schattauer.de
Printed in Germany

Umschlagabbildung: Ansicht des Mirabellgartens in Salzburg
(© Prof. Dr. med. Georg Adler)
Satz: Satzpunkt Ewert GmbH, Bayreuth
Druck und Einband: AZ Druck und Datentechnik GmbH, Kempten/Allgäu

ISBN 3-7945-2403-9

Geleitwort

Die psychischen Geißeln des menschlichen Alters sind Demenz und Depression. Lang hatte sich das resignative Vorurteil auch gegenüber der Altersdepression gehalten, man könne nicht viel dagegen machen, weder medikamentös noch durch Psychotherapie. Wirksame Psychotherapie war den jüngeren Abschnitten des Lebenszyklus vorbehalten. Für die Altersdepression hat sich dies gründlich geändert. Zu ihrer Behandlung steht inzwischen ein Repertoire wirksamer Verfahren zur Verfügung. Spezifische Methoden der Psychotherapie haben sich als ein substanzieller Beitrag dazu erwiesen.

Unter den Betroffenen hat sich diese Chance nur unvollständig herumgesprochen. Ein erheblicher Anteil der Altersdepressionen bleibt heute noch unerkannt und unbehandelt. Viele depressiv Erkrankte tragen mühsam die Last ihres Schicksals weiter. Wissen und Kompetenz psychotherapeutischen Handelns bei Altersdepression sind aber auch unter den Therapeuten keineswegs im Übermaß verbreitet. In dieser Situation kommt dieses Buch mit Therapiemanual, Untersuchungs- und Evaluationsmaterialien zur rechten Zeit. Es ergänzt das auf Gruppentherapie fokussierte einschlägige Therapieprogramm von Hautzinger (2000) auf den für Praxis und Institution nötigen Ebenen der Einzeltherapieverfahren.

Grundlage der Entwicklung der in diesem Buch niedergelegten Therapieprogramme sind zum einen die Erfahrungen des Autors in Tagesklinik und Krankenhaus, zum anderen folgende grundlegende Depressionsmodelle:
- Lewinsohn et al. (1985) – Verminderung positiver Verstärker, Reduzierung aktiver Verhaltensweisen, verstärkte Reduktion positiver Verstärker (Negativspirale)
- Beck (1974) – dysfunktionale Kognitionen, negative Bewertung von eigenen Fähigkeiten, sozialem Handeln und Selbst
- Seligmann (1979) – hilfloses Ausgesetztsein gegenüber unkontrollierbaren aversiven Erfahrungen, Angst und Tendenz zur Selbstaufgabe

Mit diesen drei therapierelevanten ätiologischen Modellen sind Ansatzpunkte und Komponenten der Interventionskette gewonnen. In zwölf Sitzungen (1- bis 2-mal wöchentlich) von jeweils 45 Minuten Dauer wird ein mehrarmiges strukturiertes Programm entworfen, das zu Beginn dem Kranken Reflexion und Mitteilung seiner Beschwerden, seines subjektiven und seines objektiven,

Geleitwort

etwa durch körperliche Morbidität bedingten Nichtkönnens eröffnet. Mit dem Motivationsansatz für die Therapie werden ihm auch seine nicht realisierten Möglichkeiten vermittelt. Ergänzt durch geeignete diagnostische und kontextfokussierte Instrumente, die im Anhang des Buches beigegeben sind, durch Erhellung der Lebensverhältnisse, der sozialen Netzwerke und mittels Verhaltensanalyse wird in den ersten Stunden der Horizont therapeutischer Möglichkeiten ausgeleuchtet.

Mit dem systematischen Einsatz gezielter Interventionen – etwa zur Wiedergewinnung verlorener Verstärker, zum Aufbau von Selbstverstärkung, aktivem Verhalten und sozialen Beziehungen – etwa in Gestalt von Wochenplänen und ihrer konsekutiven Erfolgsbewertung – wird der negativen eine positive Spirale der kognitiven Umstrukturierung und des systematischen Aufbaus positiver Lebensmöglichkeiten entgegengesetzt. Die ersten sechs bis sieben Sitzungen haben Symptome, Somatisierung, objektive körperliche Beschränkungen im Fokus. Die zweite Therapiephase konzentriert sich auf biografische, soziale und wirtschaftliche Aspekte der Lebensbewältigung. Selbst die letzten Fragen der späten Lebensphase, nämlich Altern und Tod, werden als Themen der Bewältigung ins Blickfeld gerückt.

Das klar dargestellt und jeweils systematisch auf vollzogenen Schritten aufbauende Programm mit dem Anhang empfohlener Skalen und Instrumente ist ein wichtiger Beitrag zu jenem dringend lösungsbedürftigen Problem der wirksamen Psychotherapie der Altersdepression. Es kann allen, die für Altersdepressionen Behandlungsverantwortung tragen, warm empfohlen werden.

Prof. Dr. Dr. Dres. h. c. Heinz Häfner
Zentralinstitut für Seelische Gesundheit,
Mannheim

Inhalt

1 Grundlagen der Psychotherapie älterer Patienten — 1

1.1 Bedarf und aktuelle Situation — 3
1.2 Besondere Merkmale älterer depressiver Patienten — 5
1.3 Technische Besonderheiten bei der Psychotherapie älterer depressiver Patienten — 7
1.4 Entwicklung eines Psychotherapieprogramms — 9
1.5 Für welche Patienten ist das Programm geeignet? — 11
1.6 Von wem und in welchem Rahmen kann das Programm durchgeführt werden? — 12
1.7 Merkmale und Gliederung des Programms — 13
1.8 Materialien — 15

2 Das VEDIA-Programm — 17

2.1 Einführung — 19
   1. Stunde — 19
      Vorstellung — 19
      Erfassung der Schwere der Symptomatik — 19
      Hausaufgabe — 21
   2. Stunde — 22
      Erhebung der psychiatrischen und biografischen Anamnese — 22
      Untersuchung der kognitiven Leistungsfähigkeit — 23
      Erhebung der körperlichen Morbidität — 23
      Bestimmung des Funktionsniveaus — 23
      Erfassung der sozialen Situation — 24
      Hausaufgabe — 24

3.	Stunde	25
	Ermittlung von Kontrollüberzeugungen	25
	Verhaltensanalyse	26
	Erarbeitung von Therapiezielen	27
	Beschreibung des weiteren Vorgehens und Therapievorschlag	29
	Einführung des Wochenplans	30
	Motivation	31
	Hausaufgabe	32

2.2 Block A: Thema „Angst" — 33

4.	Stunde	33
	Besprechung des Wochenplans	33
	Diagnostik, Therapieziele rekapitulieren	33
	Bedingungsmodell der Angst	34
	Allgemeine Informationen zur Angst	35
	Progressive Muskelrelaxation	36
	Hausaufgabe	39
5.	Stunde	40
	Besprechung des Wochenplans	40
	Aktivierung (Liste angenehmer Tätigkeiten)	40
	Verfahren der Stimuluskontrolle	41
	Hausaufgabe	42
6.	Stunde	42
	Besprechung des Wochenplans und Aktivierung	42
	Verfahren zur Kontrolle der Konsequenzen	43
	Progressive Muskelrelaxation	44
	Hausaufgabe	44
7.	Stunde	44
	Besprechung des Wochenplans und Aktivierung	44
	GAS überprüfen	45
	Kognitionen zur Angst	45
	Zusammenfassung der verhaltenstherapeutischen Aspekte der Angst	47
	Progressive Muskelrelaxation	47
	Hausaufgabe	47

2.3 Block A: Thema „Körperliche Beschwerden" — 48

4.	Stunde	48
	Besprechung des Wochenplans	48
	Therapieziele rekapitulieren	48
	Bedingungsmodell der körperlichen Beschwerden ausarbeiten	49
	Information über körperliche Krankheiten	50

	Progressive Muskelrelaxation	50
	Hausaufgabe	53
5.	**Stunde**	54
	Besprechung des Wochenplans	54
	Aktivierung (Liste angenehmer Tätigkeiten)	54
	Bedingungsmodell der körperlichen Beschwerden weiter ausarbeiten	55
	Hausaufgabe	55
6.	**Stunde**	56
	Besprechung des Wochenplans und Aktivierung	56
	Kognitionen; selektive Optimierung und Kompensation	56
	Progressive Muskelrelaxation	58
	Hausaufgabe	58
7.	**Stunde**	58
	Besprechung des Wochenplans und Aktivierung	58
	GAS überprüfen	59
	Zusammenfassung des bisher Erarbeiteten bezüglich der körperlichen Beschwerden	59
	Progressive Muskelrelaxation	60
	Hausaufgabe	60

2.4 Block A: Thema „Inaktivität" — 61

4.	**Stunde**	61
	Besprechung des Wochenplans	61
	Exploration von Aktivitäten und Aktivierungsmöglichkeiten	61
	Therapieziele rekapitulieren	62
	Progressive Muskelrelaxation	62
	Hausaufgabe	66
5.	**Stunde**	66
	Besprechung des Wochenplans	66
	Bedingungsmodell der Inaktivität ausarbeiten	66
	Verfahren der Aktivierung	68
	Aktivierung (Explorationsleitfaden angenehmer Tätigkeiten)	69
	Progressive Muskelrelaxation	70
	Hausaufgabe	70
6.	**Stunde**	70
	Besprechung des Wochenplans	70
	Verfahren zur Kontrolle der Konsequenzen	71
	Progressive Muskelrelaxation	71
	Hausaufgabe	72
7.	**Stunde**	72
	Besprechung des Wochenplans	72
	Kognitionen; selektive Optimierung und Kompensation	72

		GAS überprüfen	73
		Zusammenfassung der verhaltenstherapeutischen Aspekte der Inaktivität	73
		Progressive Muskelrelaxation	74
		Hausaufgabe	74
2.5	**Block B: Thema „Verluste"**		75
	8. Stunde		75
		Besprechung des Wochenplans	75
		Emotionale Trauerarbeit	75
		Informationen über Trauer	76
		Progressive Muskelrelaxation	77
		Hausaufgabe	77
	9. Stunde		78
		Besprechung des Wochenplans	78
		Stimuli, Konsequenzen und Kontingenzen der Trauer	78
		Progressive Muskelrelaxation	80
		Hausaufgabe	80
	10. Stunde		81
		Besprechung des Wochenplans und Aktivierung	81
		Bedingungsmodell der Trauer	81
		Progressive Muskelrelaxation	82
		Hausaufgabe	82
	11. Stunde		83
		Besprechung des Wochenplans und Aktivierung	83
		Perspektiven	83
		Progressive Muskelrelaxation	84
		Hausaufgabe	85
2.6	**Block B: Thema „Wohnungswechsel"**		86
	8. Stunde		86
		Besprechung des Wochenplans und Aktivierung	86
		Allgemeine Hintergründe für den Wohnungswechsel	87
		Mögliche Vorteile des Wohnungswechsels	88
		Progressive Muskelrelaxation	89
		Hausaufgabe	89
	9. Stunde		90
		Besprechung des Wochenplans und Aktivierung	90
		Stimuli, Konsequenzen und Kontingenzen des Wohnungswechsels	90
		Progressive Muskelrelaxation	92
		Hausaufgabe	92
	10. Stunde		93
		Besprechung des Wochenplans und Aktivierung	93

Bedingungsmodell der Schwierigkeiten mit der neuen
Wohnsituation — 93
Progressive Muskelrelaxation — 95
Hausaufgabe — 95
11. Stunde — 95
Besprechen des Wochenplans und Aktivierung — 95
Perspektiven — 96
Progressive Muskelrelaxation — 97
Hausaufgabe — 97

2.7 **Block B: Thema „Problematisch erlebte Veränderungen durch das Altern"** — 98
8. Stunde — 98
Besprechung des Wochenplans — 98
Veränderungen durch das Altern und sein Erleben
durch den Patienten — 99
Progressive Muskelrelaxation — 101
Hausaufgabe — 101
9. Stunde — 101
Besprechung des Wochenplans — 101
Stimuli, Konsequenzen und Kontingenzen im
Zusammenhang mit den Veränderungen durch das Altern — 102
Progressive Muskelrelaxation — 103
Hausaufgabe — 104
10. Stunde — 104
Besprechung des Wochenplans und Aktivierung — 104
Bedingungsmodell der problematisch erlebten Veränderungen
durch das Alter — 105
Progressive Muskelrelaxation — 106
Hausaufgabe — 106
11. Stunde — 106
Besprechung des Wochenplans und Aktivierung — 106
Perspektiven — 107
Progressive Muskelrelaxation — 108
Hausaufgabe — 108

2.8 **Abschluss** — 109
12. Stunde — 109
Besprechung des Wochenplans und Aktivierung — 109
Abschließende Diagnostik — 110
Beurteilung des Therapieerfolgs — 110
Selbstmanagement — 112
Ausblick — 112

3 Evaluation des Therapieprogramms — 115

4 Materialien für die Durchführung des Therapieprogramms — 119

4.1 Materialien für die 1. Stunde — 121
Altersdepressions-Skala (ADS) — 121
Montgomery Asberg Depression Rating Scale (MADRS) — 122

4.2 Materialien für die 2. Stunde — 126
S-O-R-K-Tabelle — 126
Die Mini Mental State Examination — 127
Barthel-Index — 129
„Instrumental Activities of Daily Living"-(IADL-)Skala — 131
Mannheimer Inventar der Lebensverhältnisse im Alter (MILVA) — 133

4.3 Materialien für die 3. Stunde — 136
Fragebogen zu Kontrollüberzeugungen — 136
Therapieziele — 137
Wochenplan — 138

4.4 Materialien für die 4. Stunde — 139
Self-Rating Anxiety Scale (SAS) — 139
Hamilton-Angst-Skala (HAMA) — 140

4.5 Materialien für die 5. bis 7. Stunde — 142
Explorationsleitfaden angenehmer Tätigkeiten — 142

4.6 Materialien für die 12. Stunde — 144
Wochenplan für die Zeit nach Therapieende — 144
Fragebogen zu Kontrollüberzeugungen — 145

4.7 Ablaufschema für das Therapieprogramm — 146
Ablaufschema Block A (Angst) — 146
Ablaufschema Block A (körperliche Beschwerden) — 146
Ablaufschema Block A (Inaktivität) — 147
Ablaufschema Block B (Verluste) — 147
Ablaufschema Block B (Veränderung der Wohnsituation) — 147
Ablaufschema Block B (Rollenwechsel) — 148

Literatur — 149

1 Grundlagen der Psychotherapie älterer Patienten

1.1 Bedarf und aktuelle Situation

Etwa ein Viertel der Allgemeinbevölkerung im Alter von über 65 Jahren ist psychisch erkrankt (Häfner 1994; Helmchen et al. 1996). Die häufigste psychische Erkrankung im höheren Lebensalter ist die Depression. In deutschen Studien wird eine Prävalenz depressiver Störungen bei über 65-Jährigen von 9 bis 11% angegeben (Zank et al. 1996).

Die meisten älteren Patienten mit Depressionen werden nicht von einem Nervenarzt oder Psychiater, sondern vom Hausarzt behandelt (Cooper und Sosna 1983; Meller et al. 1989). Es muss davon ausgegangen werden, dass Depressionen bei älteren Patienten zu selten diagnostiziert und behandelt werden (Lebowitz et al. 1997). Insbesondere erscheint die psychotherapeutische Versorgung Älterer stark defizitär. Dafür spricht unter anderem das weitgehende Fehlen älterer Patienten in Studien zur psychotherapeutischen Versorgung (Arolt und Schmidt 1992; Heuft et al. 1992; Linden et al. 1993). Bei einer Befragung niedergelassener Psychotherapeuten in Berlin wurde mangelnde Nachfrage nach Psychotherapie seitens älterer Menschen dafür als häufigste Ursache angegeben (Zank und Niemann-Mirmehdi 1998).

Kognitive Therapie und Verhaltenstherapie haben sich als wirksame Psychotherapieverfahren bei der Behandlung depressiver Störungen im Alter erwiesen (Gallagher und Thompson 1983; Gloaguen et al. 1998; Walker und Clarke 2001), insbesondere in Kombination mit einer medikamentösen Behandlung (Anderson 2001; Lenze et al. 2002; Miller et al. 1999; Reynolds et al. 1999).

Ein wesentliches Hindernis bei der psychotherapeutischen Versorgung älterer Patienten ist das Fehlen geeigneter manualisierter Programme. Standardisierte Programme, wie sie für die Behandlung jüngerer Erwachsener entwickelt wurden, sind für die Behandlung der meisten älteren depressiven Patienten nicht geeignet, da sie deren Mentalität, körperlichen Multimorbidität und kognitiven Einschränkungen nicht Rechnung tragen. Das verhaltenstherapeutische Gruppenprogramm für ältere depressive Patienten von Hautzinger (Hautzinger 2000) ist eher für leichter erkrankte Patienten, für Prävention oder Rehabilitation geeignet.

1 Grundlagen der Psychotherapie älterer Patienten

Vor diesem Hintergrund entwickelten wir ein standardisiertes Psychotherapieprogramm für ältere depressive Patienten, das auf den Prinzipien der kognitiven Therapie und der Verhaltenstherapie basiert. Dieses Programm ist zur Behandlung der meisten älteren depressiven Patienten geeignet, die teilstationär, stationär oder ambulant behandelt werden. Dazu ist es mit zwölf Therapiestunden vom Umfang her im formalen und zeitlichen Rahmen einer teilstationären oder stationären Behandlung praktikabel. Innerhalb der ambulanten Behandlung kann das Programm einen Baustein einer längerfristigen Therapie darstellen. Es ist den besonderen Voraussetzungen und Bedürfnissen älterer depressiver Patienten angepasst.

1.2 Besondere Merkmale älterer depressiver Patienten

Ältere Patienten sind im Allgemeinen wenig geneigt, sich psychotherapeutisch behandeln zu lassen (Zank und Niemann-Mirmehdi 1998). Dem entspricht häufig eine geringe Motivation und ein einseitiges somatisches Krankheitsverständnis. Aber auch aufseiten der Therapeuten bestehen häufig Vorbehalte gegenüber einer psychotherapeutischen Behandlung älterer Patienten. Als problematisch wird das im Vergleich zum Therapeuten höhere Alter der Patienten empfunden. Vorbehalte gegen eine Psychotherapie Älterer werden aber auch mit deren mangelnder Lernfähigkeit, den möglicherweise geringeren Erfolgsaussichten der Therapie, der begrenzen Lebenserwartung oder mit Schwierigkeiten des Therapeuten im Umgang mit der körperlichen Multimorbidität in Zusammenhang gebracht.

Auch Grundannahmen wie das Defizitmodell des Alterns können sich ungünstig auf die Einstellung und Behandlungsfähigkeit des Therapeuten auswirken. Das Defizitmodell des Alterns fokussiert auf den fortschreitenden Abbau von geistigen, körperlichen und sozialen Fähigkeiten eines Menschen mit zunehmendem Alter (Hirsch 1992). Es entspricht dem Grundgedanken eines vorwiegend negativen Altersstereotyps. Primäre Merkmale des Alters sind dabei Mangel, Verlust und pathologische Erscheinungen. Eine differenzierte Sicht von Altern, die Stärken und Schwächen berücksichtigt, trägt der Mehrdimensionalität der Entwicklung im Alter eher Rechnung. Es treten im Alter zwar Risiken auf, ihnen stehen aber auch vielfältige Chancen und Herausforderungen für den Einzelnen sowie für die Gesellschaft gegenüber (Lehr 1979a).

Im Vergleich zu jüngeren Patienten leiden ältere Patienten häufiger unter Ängsten (Baldwin und Tomenson 1995). Angst ist ein häufiges Begleitsymptom depressiver Störungen im Alter. Etwa die Hälfte der über 60-jährigen Patienten in teilstationärer Behandlung leidet unter psychischer Angst (Adler et al. 2000a). Diese Patienten sind besonders unzufrieden mit dem therapeutischen Umgang mit ihrer Erkrankung und benötigen überdurchschnittlich lange Behandlungsdauern.

1 Grundlagen der Psychotherapie älterer Patienten

Ältere Patienten klagen aber auch häufig über körperliche Symptome, am häufigsten über Schwäche (29%), Kopfschmerzen (25%), Herzbeschwerden (17%), Benommenheit (12%), Bauchschmerzen (11%) und Atemnot (10%) (Tebbs und Martin 1987). Diese Art der Symptompräsentation, verbunden mit einem einseitig somatischen Krankheitsverständnis, kann ein ernstes Hindernis für eine psychotherapeutische Behandlung darstellen.

Die soziale Situation älterer depressiver Patienten weist oft charakteristische Merkmale auf, insbesondere Einsamkeit, Inaktivität, Eintönigkeit, Verlust von Macht und Einfluss. Ein geringes Ausmaß an Sozialkontakten ist bei älteren Menschen mit niedriger Lebenszufriedenheit verbunden (Adler et al. 2000b). Ein Mangel an sozialen Kontakten erhöht das Risiko, an einer Depression zu erkranken (Henderson et al. 1980; Prince et al. 1998).

Bei älteren depressiven Patienten bestehen häufig leichte kognitive Beeinträchtigungen (Magni et al. 1996), besonders häufig bei teilstationär behandelten älteren depressiven Patienten (Adler et al. 1999). Eine kognitive Beeinträchtigung ist mit einem erhöhten Risiko für die Entwicklung einer Depression verbunden (Koenig et al. 1988).

Auch körperliche Erkrankungen erhöhen das Risiko für die Entwicklung einer Depression (Alexopoulos 1995; Beekman et al. 1995; Georges 1994; Koenig et al. 1988; Rapp et al. 1991; Tannock und Katona 1995), insbesondere wenn sie chronisch verlaufen (Ormel et al. 1998). Die Verminderung der körperlichen Leistungsfähigkeit ist mit einem erhöhten Risiko für die Entwicklung einer Depression verbunden (Ernst und Angst 1995; Fenton et al. 1994; Prince et al. 1998; Williamson und Schulz 1992). Darüber hinaus wird die Prognose von Depressionen im Alter durch körperliche Komorbidität erheblich verschlechtert (Cole und Bellavance 1997; Kivela et al. 2000).

Die Patienten sind im Hinblick auf die Depression häufig seit langen Jahren chronisch erkrankt, mit ungünstigen Folgen für die Möglichkeiten der Verhaltensmodifikation und ungünstiger prognostischer Bedeutung.

1.3 Technische Besonderheiten bei der Psychotherapie älterer depressiver Patienten

Den oben dargestellten Besonderheiten der Patienten und ihrer Lebenssituation muss eine psychotherapeutische Behandlung älterer depressiver Patienten gerecht werden. Daher lassen sich Therapieprogramm, die für jüngere Patienten entwickelt wurden, nicht oder nur mit Einschränkungen oder Modifikationen für ältere Patienten verwenden.

In Anbetracht der im Allgemeinen geringen Therapiemotivation ist eine geschickte Einleitung der Behandlung von entscheidender Bedeutung. Es empfiehlt sich ein behutsamer Einstieg in sachlicher und freundlicher Tonlage. Eine zu intensive Erörterung von kritischen Einzelthemen und anderen Elementen, die eine emotionale Auflage zur Folge haben, sollte zu Beginn der Therapie weitgehend vermieden werden. Sprache und Vorgehensweise des Therapeuten sollten klar, eindeutig und nicht zu anspruchsvoll sein. Es empfehlen sich konkrete Beispiele und eine eingängige Metaphorik. Auch häufige Wiederholungen können angebracht sein, da bei einem Teil der Patienten mit Gedächtnisstörungen zu rechnen ist. Bei der Verwendung verhaltenstherapeutischer Standardverfahren sollte darauf geachtet werden, dass ihre Anwendung die Patienten im Hinblick auf Motivation und Mitarbeit nicht überfordert. Die angewandten Verfahren sollten einfach und für die Patienten gut umsetzbar sein, z. B. kein zu aufwändiges Protokollieren erfordern.

Hinzu kommt ein spezifisches Problem in der psychotherapeutischen Interaktion mit älteren Menschen: Die Patienten sind im Allgemeinen Jahrzehnte älter als ihre Therapeuten. Dieser Altersunterschied kann Anlass zu ausgeprägten Übertragungs- und Gegenübertragungsphänomenen geben bzw. rollenspezifische Verhaltensmuster aktivieren, sodass die therapeutische Arbeit ernsthaft beeinträchtigt werden kann. Das beste Hilfsmittel in solchen Situationen ist eine kompetente Supervision.

Das von meiner Arbeitsgruppe entwickelte und im Folgenden dargestellte Therapieprogramm entstand im Rahmen eines teilstationären Behandlungs-

1 Grundlagen der Psychotherapie älterer Patienten

Settings. Das Programm ist gedacht für ältere depressive Patienten, die teilstationär oder vollstationär behandelt werden. Bei dieser Patientengruppe wurde es auch erprobt. Darüber hinaus kann das Programm aber auch im ambulanten Bereich verwendet werden.

Behandlungsziel ist eine anhaltende Besserung der depressiven Symptomatik unter besonderer Berücksichtigung altersspezifischer krankheitsauslösender und -aufrechterhaltender Faktoren. Diese altersspezifischen Faktoren sind insbesondere:

- Einsamkeit, sozialer Rückzug und soziale Isolation
- körperliche Morbidität mit eingeschränkter körperlicher Leistungsfähigkeit
- Mangel an Hedonismus, unangemessenes Leistungsdenken
- unbefriedigende Freizeitgestaltung
- charakteristische belastende Lebensereignisse wie Verlust einer Bezugsperson
- altersbedingter Rollenwechsel, Verlust von Macht und von Funktionen
- Beeinträchtigung der selbstständigen Lebensführung, Hilfsbedürftigkeit
- Beeinträchtigung der kognitiven Leistungsfähigkeit und ihre Folgen
- Wechsel der Wohnung

Mangel an Verständnis und Bereitschaft für eine psychotherapeutische Behandlung und ein einseitig somatisches Krankheitsverständnis sind bei der zu behandelnden Patientengruppe häufig anzutreffen. Daher kommt einer eingehenden Erklärung der Behandlung und der Motivierung der Patienten zur aktiven Teilnahme große Bedeutung zu.

1.4 Entwicklung eines Psychotherapieprogramms

Im Folgenden werden zunächst kurz die psychologischen Depressionsmodelle dargestellt, die einen theoretischen Hintergrund für die psychotherapeutische Intervention bei älteren depressiven Patienten darstellen können. Es handelt sich dabei im Wesentlichen um drei Modelle: den Verlust an positiven Verstärkern (Lewinsohn), dysfunktionale Kognitionen (Beck) und erlernte Hilflosigkeit (Seligman).

In dem Depressionsmodell von Lewinsohn (Lewinsohn et al. 1985) stellt der Verlust an positiven Verstärkern ein entscheidendes Element für die Genese depressiver Störungen dar. Aktives soziales Verhalten wird nicht mehr verstärkt; dadurch wird es gelöscht, was zu einer weiteren Reduktion positiver Verstärker führt („Negativspirale"). Demgemäß stellt die erneute Etablierung der verlorenen Verstärker für aktives soziales Verhalten den Schwerpunkt der Therapie dar. Die dazu angewandten verhaltenstherapeutischen Methoden sind systematische Verstärkung, Selbstverstärkung durch übende Verfahren und Verhaltensverträge. Die Wirksamkeit derartiger Interventionen in der Depressionsbehandlung ist eindeutig belegt (Grawe et al. 1994).

Nach Beck (Beck 1974) stellen dysfunktionale Kognitionen, insbesondere selektive Abstraktionen und Übergeneralisierungen wesentliche Faktoren für die Entstehung und Aufrechterhaltung von Depressionen dar. Die dysfunktionalen Kognitionen führen aufseiten der Patienten zu einem defizitären Sozialverhalten, was infolge der dadurch ausgelösten Reaktionen der sozialen Umwelt die negative Weltsicht der Patienten bestätigt. Auf diese Weise kommt es ebenfalls zu einer „Negativspirale" und zu einer Verstärkung und Verfestigung der depressiven Symptomatik. Therapeutische Interventionen, die auf diesem theoretischen Ansatz basieren, stellen die Bewusstmachung und Veränderung der dysfunktionalen Kognitionen ins Zentrum. Sie zielen auf eine „kognitive Umstrukturierung" der Patienten und haben sich ebenfalls als wirksam erwiesen (Hollon et al. 1992).

Bei dem Konzept der erlernten Hilflosigkeit (Seligman 1979; Seligman und Maier 1967) wird die Rolle unkontrollierbarer aversiver Stimuli als pathogenetisches Agens für die Entstehung von Depressionen betont. Durch das hilflose Ausgesetztsein gegenüber diesen Stimuli kommt es seitens der Patienten zu in-

1 Grundlagen der Psychotherapie älterer Patienten

adäquatem Verhalten, zu Angst, Selbstaufgabe und zur Einnahme der Krankenrolle. Die aus diesem Konzept abgeleiteten therapeutischen Interventionen bestehen im Wesentlichen in der Behandlung der Angst, z. B. durch systematische Desensibilisierung, und in assertivem Training (Lazarus 1968).

In dem hier dargestellten Programm kommen therapeutische Elemente zum Einsatz, die sich aus diesen Depressionsmodellen ableiten lassen. Darüber hinaus wird besonderes Gewicht auf einen systematischen Aktivitätsaufbau gelegt, um der häufigen und folgenschweren Inaktivität älterer depressiver Patienten gezielt zu begegnen.

Der äußere Rahmen der Therapie orientiert sich primär an den Gegebenheiten und Erfordernissen einer stationären oder teilstationären Behandlung. Das Programm umfasst zwölf Einzel-Therapiestunden mit einer Dauer von jeweils 45 Minuten. Bei einer Frequenz von ein bis zwei Therapiestunden pro Woche lässt sich dieses Programm im Allgemeinen während einer stationären oder teilstationären Depressionsbehandlung von typischer Länge gut durchführen. Bei der Durchführung des Programms im ambulanten Rahmen ist eine Behandlungsfrequenz von einer Therapiestunde pro Woche möglich und empfehlenswert. Dies entspricht eher den zeitlichen Möglichkeiten niedergelassener Psychotherapeuten. Außerdem besteht im ambulanten Setting im Allgemeinen eine geringere Frequenz von Aktivitätsmöglichkeiten.

Gruppentherapieprogramme (Hautzinger 2000) sind häufig in dem knappen zeitlichen Rahmen einer teilstationären oder stationären Behandlung schwierig durchzuführen, insbesondere wegen der Heterogenität der Patienten im Hinblick auf Krankheitsschwere, individuelle Symptomatik, Lebenssituation und kognitive Leistungsfähigkeit. Zudem ist es in kleineren Behandlungseinheiten organisatorisch mitunter schwierig Gruppen zusammenzustellen, die eine derartige Gruppentherapie gemeinsam durchlaufen können.

1.5 Für welche Patienten ist das Programm geeignet?

Dieses Programm ist für ältere depressive Patienten geeignet, die die diagnostischen Kriterien der ICD-10 für eine depressive Episode (F32), für eine rezidivierende depressive Störung (F33), für eine anhaltende depressive Störung (F34) oder für Angst und Depression gemischt (F41.2) erfüllen. Besonders gut geeignet ist das Programm für Patienten, bei denen erstmals im höheren Lebensalter depressive Symptome aufgetreten sind („late-onset depression").

Nicht geeignet ist das Programm für Patienten
- mit ausgeprägten kognitiven oder mnestischen Störungen,
- mit ausgeprägten paranoiden Symptomen,
- mit im Vordergrund stehender Abhängigkeitserkrankung oder
- ohne ausreichende Therapiemotivation, Einsicht und Bereitschaft zur Mitarbeit.

Das Programm ist so aufgebaut, dass innerhalb der ersten drei Therapiestunden, in denen vor allem Diagnostik durchgeführt wird, auch eine Beurteilung der Therapiemotivation möglich wird, z. B. anhand der Kontrollüberzeugungen der Patienten und durch Verhaltensproben zur Mitarbeit. Wenn dabei nach Einschätzung des Therapeuten Therapiemotivation, Einsicht und Bereitschaft zur Mitarbeit in ausreichendem Maß bestehen, kann in der dritten Stunde konkret eine Einzel-Verhaltenstherapie nach dem Programm vorgeschlagen werden. Ist dies nicht der Fall, muss die Möglichkeit von alternativen Behandlungsverfahren geprüft werden. Es ist ratsam – zumindest bei den ersten nach dem Programm durchgeführten Behandlungen – die Ansprüche an die Voraussetzungen seitens des Patienten nicht zu niedrig anzusetzen. Eine psychotherapeutische Behandlung nach dem Programm sollte nur bei begründeter Aussicht auf Erfolg unternommen werden!

Die psychotherapeutische Grundhaltung, auf der das Programm beruht, orientiert sich an den Prinzipien der Gesprächspsychotherapie nach Rogers (Rogers 1983, 1985), nämlich Echtheit, Wertschätzung und Empathie. Diese Elemente finden sich an vielen Stellen des Programms, ohne dass jeweils explizit darauf hingewiesen wird.

1.6 Von wem und in welchem Rahmen kann das Programm durchgeführt werden?

Durchgeführt werden kann dieses Programm von Ärzten und Psychologen, die über psychotherapeutische Kenntnisse verfügen. Insbesondere werden Grundkenntnisse verhaltenstherapeutischer Standardmethoden vorausgesetzt. Es kommen – in altersgemäßer Modifikation – etablierte und validierte Verfahren der kognitiven Verhaltenstherapie zur Anwendung. Eine grundsätzliche Kenntnis dieser Verfahren und ihrer Anwendung werden vorausgesetzt. Wesentlich zur Förderung der Mitarbeit der Patienten erscheint uns die Verordnung und Einführung des Therapieprogramms als Element der (tages-)klinischen Behandlung in Arztgesprächen und Visiten.

Dieses Programm wurde im Rahmen einer gerontopsychiatrischen Tagesklinik entwickelt, bei der sich die Patienten einerseits an den Abenden und Wochenenden in ihrer häuslichen Umgebung bewegen, sie andererseits das therapeutische Milieu und die vielfältigen therapeutischen Möglichkeiten der Tagesklinik nutzen können. Es ist aber natürlich auch eine Anwendung des Programms im Rahmen einer ambulanten oder vollstationären Behandlung möglich.

1.7 Merkmale und Gliederung des Programms

Ein besonderes Merkmal des vorgestellten Therapieprogramms ist die flexible Gestaltung mit der Möglichkeit der Auswahl von zwei aus sechs therapeutischen Bausteinen, die sich auf häufige Symptome bzw. Situationen älterer depressiver Patienten beziehen. Auf diese Weise kann das Programm den verschiedenartigen individuellen Bedürfnissen der Patienten angepasst werden.

Der Block mit der symptombezogenen Therapieeinheit („Block A" in Tab. 1) wurde dem Block mit der situationsbezogenen Therapieeinheit („Block B") vorangestellt. Auf diese Weise wird der Zugang zum Patienten erleichtert, da die unmittelbar bedrückenden Beschwerden zunächst im Vordergrund stehen. Die bis zur siebten Stunde geschaffene (Vertrauens-)Basis ermöglicht dann eine Erfolg versprechende Bearbeitung der situativen Komponenten. Sofern dies jedoch nicht sinnvoll oder möglich sein sollte, kann von der achten bis zur elften Stunde alternativ auch der zunächst bearbeitete Baustein aus Block A vertieft bzw. einer der beiden anderen Bausteine aus Block A bearbeitet werden.

In den Bausteinen der Blocks A bzw. B kommt es zu gewissen Überschneidungen. So werden in Block A durchgehend die gleichen Verfahren zur De-

Tab. 1   Gliederung des VEDIA-Programms

1.–3. Stunde	Einführung detaillierte Diagnostik Motivation
4.–7. Stunde	Block A („symptombezogen") Angst *oder* körperliche Beschwerden *oder* Inaktivität
8.–11. Stunde	Block B („situationsbezogen") Verlust des Partners *oder* Veränderung der Wohnsituation *oder* problematisch erlebte Veränderungen durch das Altern
12. Stunde	Resümee

1 Grundlagen der Psychotherapie älterer Patienten

finition und Kontrolle der Therapieziele (Goal Attainment Scaling), zur Entspannung (Progressive Muskelrelaxation) oder zum Aktivitätsaufbau (Wochenpläne) verwendet. Unterschiede zwischen den Bausteinen bestehen in der unterschiedlichen Gewichtung und Themenadaptation der Verfahren.

Das Programm wurde in der teilstationären und stationären gerontopsychiatrischen Behandlung am Zentralinstitut für Seelische Gesundheit in Mannheim im Rahmen einer Machbarkeitsstudie erprobt. Es wurde auf dem Jahreskongress der Deutschen Gesellschaft für Psychiatrie, Psychotherapie und Nervenheilkunde 2003 in Berlin vorgestellt (Adler et al. 2003b).

1.8 Materialien

Die für die Durchführung des Programms erforderlichen Skalen und Tabellen finden sich auf Seite 119 ff. Darüber hinaus empfiehlt es sich, einen Klarsichtordner (empfohlene Farbe: blau), einen roten Stift und drei verschiedenfarbige Textmarker (empfohlene Farben: gelb, orange und grün) bereitzuhalten. Der Ordner wird mit Wochenplänen und GAS-Skalen dem Patienten ausgehändigt und in jeder Therapiestunde bearbeitet.

2 Das VEDIA-Programm

2.1 Einführung

1. Stunde

Vorstellung

Der Therapeut begrüßt den Patienten und stellt sich ausführlich vor (Name, Beruf, Funktion). Bereits das erste Zusammentreffen ist prägend für den weiteren Kontakt. Daher ist es außerordentlich wichtig, in dieser Situation dem Patienten und seinen Bedürfnissen weitgehend entgegen zu kommen (z. B. in Sprechtempo, Wortwahl), um eine gute, tragfähige Beziehung aufzubauen („warming up"). Hilfreich ist es, an dieser Stelle eingehend auf die Schweigepflicht des Therapeuten hinzuweisen.

Zunächst wird versucht, mit offenen Fragen, mögliche Gründe für die Behandlung zu benennen (z. B. *„Was hat Sie hierher (zu mir) geführt?" „Wo drückt der Schuh?"* oder *„Was muss in ihrem Leben anders werden?"*). Dabei soll der Patient durch detailliertes Nachfragen zu einer möglichst genauen Formulierung seiner Probleme angehalten werden. Ausgehend von seiner Problemschilderung soll der Patient im weiteren Gespräch dazu hingeführt werden, dieses Gespräch und eine sich möglicherweise anschließende psychotherapeutische Behandlung als sinnvoll zu erkennen und als Hilfsangebot zu begreifen. Erörterungen der psychiatrischen Diagnose können an dieser Stelle kontraproduktiv sein.

Erfassung der Schwere der Symptomatik

Ausgehend von den vom Patienten geschilderten Beschwerden wird sodann das gesamte Spektrum der depressiven Symptomatik und ihr Zeitverlauf (*„Seit wann?" „Seit wann schlechter?"*) abgefragt. Dabei werden die bei älteren Patienten häufig im Vordergrund stehenden Symptome besonders berücksichtigt, insbesondere
- Schlafstörungen,
- Ängste, Unruhe,
- körperliche Beschwerden,

- Anhedonie,
- Inaktivität,
- Erschöpfbarkeit und verminderte Leistungsfähigkeit.

Es werden standardisierte Instrumente zur Erfassung der Depressivität (*„Um möglichst genau zu wissen, wie es Ihnen in der letzten Woche ergangen ist."*) angewandt, zunächst ein Selbstbeurteilungsinstrument, die Altersdepressionsskala (ADS) (Yesavage et al. 1983).

Der Fragebogen (s. Materialien zur 1. Stunde) wird dem Patienten vorgelesen und mit diesem zusammen bearbeitet (*„Um Ihre Beschwerden besser kennen zu lernen, möchte ich Sie bitten, diese Fragen zu beantworten!"*). Bei Nachfragen des Patienten werden die einzelnen Items konkretisiert und im Detail erörtert, um die Entscheidungsfindung des Patienten zu unterstützen (*„Nehmen Sie bitte die Antwort, die für Sie am ehesten zutrifft."*).

Es ist durchaus hilfreich, wenn sich der Therapeut auf weitergehende Erörterungen der einzelnen Items einlässt. Auf diese oder ähnliche Weise (*„Das Wichtigste, worunter ich leide, steht hier gar nicht!"*) können mehr Informationen über die Symptomatik gesammelt werden.

Anhand der Antworten kann nach dem Ende der Therapiestunde ein Summenwert ermittelt werden, der Aufschluss über die subjektiv empfundene Schwere der Symptomatik gibt. Ab einem Wert von 7 kann mit ausreichender Sensitivität und hoher Spezifität vom Vorliegen einer behandlungsbedürftigen depressiven Symptomatik ausgegangen werden (Shiekh und Yesavage 1986).

Dies ermöglicht im Anschluss die Erfassung der Schwere der depressiven Symptomatik mit einem Fremd-Rating-Verfahren, der Montgomery Asberg Depression Rating Scale (MADRS) (Montgomery und Asberg 1979). Dieses Instrument hat gegenüber der häufig verwendeten Hamilton-Depressions-Skala (Hamilton 1960) den Vorteil, dass es nicht zahlreiche körperliche Symptome erfasst, die sich häufig nicht eindeutig einer Depression oder einer körperlich bedingten Erkrankung des Patienten zuordnen lassen („Kontamination mit körperlich bedingten Symptomen"). Der zu beurteilende Zeitraum ist die der Untersuchung vorhergehende Woche.

Der Therapeut erarbeitet also unter Befragen des Patienten die MADRS (s. Materialien zur 1. Stunde), wobei unter Umständen bislang noch nicht zur Sprache gekommene Symptombereiche angesprochen und erörtert werden können. Wichtig ist hierbei eine geduldige, verständnisvolle Explorationshaltung, bei der dem Patienten deutlich wird, dass sich der Therapeut um ein umfassendes und eingehendes Verständnis der Symptomatik bemüht. Die MADRS soll dabei nicht wie ein Fragenkatalog präsentiert werden, sondern eher als Gesprächsleitfaden für den Therapeuten dienen. Bei der Exploration auftauchende, über das im Rahmen der MADRS Abgefragte hinausgehende Inhalte können durchaus ausführlich und angemessen erörtert werden – unabhängig von der Reihenfolge der Items in der MADRS. Auch anhand der MADRS kann nach dem Ende der Therapiestunde ein Summenwert berechnet werden, der einen groben Eindruck von der Schwere der depressiven Symptomatik gibt. Der Gesamtscore variiert zwischen 0 und 60 Punkten.

Besonders beachtenswert sind bei der Exploration die Suizidalität und das Vorliegen paranoider Symptome. In dieser Hinsicht wird man vom Patienten nur zuverlässige Angaben erhalten, wenn es gelungen ist, eine einigermaßen vertrauensvolle Beziehung herzustellen. Bei der Exploration dieser Themenbereiche sollte man es unter allen Umständen vermeiden, „mit der Tür ins Haus zu fallen". So sollte bei der Exploration von Suizidalität zunächst Verständnis für die Schwere des Leidens signalisiert werden und dann zunächst nach (passivem) Lebensüberdruss gefragt werden („*Denken Sie manchmal: ‚Wenn ich nur morgens nicht mehr aufwachen müsste?'*"). Wird dies bejaht, kann man als Nächstes nach (passiven) Todesgedanken oder Todeswünschen fragen (z. B. „*Haben Sie schon überlegt, wie es wäre, wenn Sie sterben würden?*" oder „*Wäre für Sie der Tod manchmal wie eine Erlösung?*"). Werden auch diese Fragen bejaht, kann man schließlich nach Suizidgedanken oder Suizidplänen fragen. Ähnlich behutsam empfiehlt es sich, bei der Exploration von paranoiden Gedanken vorzugehen. Man kann beispielsweise zunächst nach Sorgen oder Ängsten fragen, dann auch nach Sorgen oder Ängsten, die dem Patienten oder anderen vielleicht ungewöhnlich vorkommen könnten.

Suizidalität und Wahnideen beeinflussen entscheidend das therapeutische Vorgehen bei depressiven Patienten. Sie können z. B. die Notwendigkeit einer vollstationären Aufnahme oder intensiverer Therapieverfahren begründen. Andererseits sind Lebensüberdruss und ein gewisses Maß an latenter Suizidalität bei einem absprachefähigen und steuerungsfähigen Patienten, zu dem eine tragfähige Beziehung besteht, durchaus mit einer ambulanten oder teilstationären Behandlung vereinbar.

Das bisherige Vorgehen wird zum Abschluss der ersten Therapiestunde zurückhaltend so kommentiert, dass dem Patienten einerseits ernsthaftes Interesse und Teilnahme signalisiert werden, andererseits keine übersteigerten Erwartungen geweckt werden („*Ich habe gerade begonnen, Sie und Ihre Lebenssituation in Ansätzen kennen zu lernen.*"). Weiterhin wird dem Patienten eröffnet, dass noch ein bis zwei Stunden benötigt werden, um weitere Informationen zu sammeln („*Ich muss Sie noch besser kennen lernen.*"), und dass man ihm in der dritten Stunde einen Vorschlag für das weitere Vorgehen unterbreiten werde.

Hausaufgabe

Hausaufgabe für den Patienten:
- Medikamente, Einnahmepläne, frühere Arztbriefe bzw. Vorbefunde usw. für das nächste Mal mitbringen!

Hausaufgabe für den Therapeuten:
- Vorbefunde und noch fehlende Unterlagen besorgen!

2. Stunde

Zu Beginn der Stunde werden die Hausaufgaben besprochen, das heißt, der Patient wird – soweit ihm verfügbar – um aktuelle Medikationspläne oder medizinische Vorbefunde gebeten. Dann wird er gefragt, ob ihm noch etwas zu den beim letzten Mal besprochenen Dingen eingefallen ist und ob sich sein Befinden seit dem letzten Mal verändert hat.

Erhebung der psychiatrischen und biografischen Anamnese

Als nächstes wird die Entwicklung und der Zeitverlauf der Symptomatik erfragt. Besondere Bedeutung kommt dabei dem erstmaligen Auftreten und möglicherweise auslösenden oder aufrechterhaltenden Faktoren der depressiven Symptomatik zu. Dysfunktionale Kognitionen (negative Altersstereotype, Defizitmodell) und Kontingenzen (z. B. Ängste um Kontakt zu den Kindern, Zuwendung bei Symptomatik, Kontrolle der Angehörigen, Gewährung von Versorgungsleistungen usw.) werden gezielt erfragt.

Zur Erfassung von Kontingenzen der Symptomatik kann eine Verhaltensanalyse mithilfe des S-O-R-K-Modells (Kanfer 1989) hilfreich sein. Dabei werden Wirkungsketten unter Berücksichtigung von Stimuli (S), Organismus (O), Reaktion (R) und Konsequenzen (K) ermittelt. Die Aufzeichnung kann in der in Tabelle 2 vorgeschlagenen Form wie bei dem angegebenen Beispiel erfolgen. Eine derartige Tabelle befindet sich bei den Materialien zur zweiten Stunde (s. S. 126).

Im Weiteren werden die psychiatrische Anamnese und die Eckdaten der biografischen Anamnese erhoben.

Tab. 2 S-O-R-K-Tabelle

S	O	R	K
äußere (z. B. soziale) oder innere (z. B. Anspannung) Stimuli	Voraussetzungen aufseiten des Organismus	Auftreten des Symptoms als Reaktion	Konsequenzen, die das Symptom aufrecht erhalten
allein in der Wohnung sein	Erschöpfung nach körperlicher Anstrengung	Herzrasen, innere Unruhe, Angst	bei Hilferuf Besuch durch die Tochter
...	...	...	...

Untersuchung der kognitiven Leistungsfähigkeit

Die Untersuchung der kognitiven Leistungsfähigkeit muss dem Patienten zunächst erläutert werden, am einfachsten unter Verweis auf die klinische Routine. Ein günstiger Einstieg ist möglicherweise, den Patienten zu fragen, ob er selbst den Eindruck habe, dass sich sein Gedächtnis oder seine geistige Leistungsfähigkeit verändert haben. Es empfiehlt sich darauf hinzuweisen, dass solche Einschränkungen bei älteren Menschen auch im Rahmen von Depressionen vorübergehend auftreten können. Die Untersuchung der kognitiven Leistungsfähigkeit erfolgt mit der Mini Mental State Examination (Folstein et al. 1975, 1990) (s. Materialien zur 2. Stunde). Bei einem Wert von 24 oder weniger kann von einer deutlichen kognitiven Beeinträchtigung ausgegangen werden, sodass die Durchführbarkeit des VEDIA-Programms infrage steht.

Erhebung der körperlichen Morbidität

Als nächstes erfolgt die Erfassung der körperlichen Morbidität. Dabei werden zunächst die gestellten Diagnosen und die laufenden, insbesondere medikamentösen Behandlungen erhoben. Besondere Bedeutung verdienen dabei
- sensorische Beeinträchtigungen (Visus, Gehör)
- Beschwerden und Beeinträchtigungen durch die körperlichen Erkrankungen (Schmerzen, Funktionseinschränkungen, Prognose, Verkürzung der Lebenserwartung)
- Überprüfung der Medikation (optimal im Hinblick auf Funktionsniveau? potenziell depressiogen [z. B. β-Rezeptoren-Blocker mit Zeitverlauf!]? potenziell problematisch [z. B. Benzodiazepine]?)

Einige potenziell depressiogene Medikamente sind in Tabelle 3 zusammengestellt.

Bestimmung des Funktionsniveaus

Ein weiterer wesentlicher Bereich, der eng mit der körperlichen Morbidität zusammenhängt, ist die Einschätzung des Funktionsniveaus. Auch die Einschätzung des Funktionsniveaus wird mit standardisierten Skalen vorgenommen.

Potenziell depressiogene Medikamente — Tab. 3

• β-Rezeptoren-Blocker	• ACE-Hemmer	• Interferon
• Glukokortikoide	• Digitalis	• Progesteron
• Kalziumkanalblocker	• Methyldopa	• Tamoxifen

Dazu werden der Barthel-Index (Mahoney und Barthel 1965) und die „Instrumental Activities of Daily Living"-(IADL-)Skala (Lawton und Brodie 1969) eingesetzt (s. Materialien zur 2. Stunde). Empfehlenswert ist es, die Einschätzung des Funktionsniveaus durch fremdanamnestische Angaben (Angehörige, Hausarzt) zu ergänzen. Wie bei der Exploration der Depressivität sollte die Erfassung des Funktionsniveaus im Gespräch mit dem Patienten in einer entspannten, halbstrukturierten Weise durchgeführt werden. Das Ziel ist eine differenzierte Einschätzung von Funktionsniveaus bzw. Hilfsbedürftigkeit des Patienten.

Erfassung der sozialen Situation

Schließlich wird die soziale Situation der depressiven Patienten mit einem standardisierten Fragebogen erfasst, dem Mannheimer Inventar der Lebensverhältnisse im Alter (MILVA) (Adler und Brassen 2002; Adler et al. 2000b). Mit diesem Fragebogen (s. Materialien zur 2. Stunde) werden die Aktivitäten, Kontakte, Wohnsituation und finanziellen Verhältnisse umfassend erhoben, sodass sich hier gegebenenfalls Belastungen zeigen können. Ältere depressive Patienten zeichnen sich im Vergleich zu Gesunden typischerweise durch ein erheblich vermindertes Aktivitätsniveau aus (Adler et al. 2003). Auch bei der Erhebung der sozialen Situation ist es wichtig, dass im Gespräch eine Atmosphäre der Akzeptanz und Würdigung besteht.

Kritische Bereiche des MILVA, bei denen eine Beeinträchtigung der Lebenszufriedenheit angenommen wird, liegen für den Gesamt-Score bei 26 oder niedriger, für den Aktivitäts-Score und den Kontakt-Score bei 5 oder niedriger, für den Wohn-Score bei 6 oder niedriger und für den Finanz-Score bei 7 oder niedriger (Adler et al. 2000b).

Abnahmen der Aktivitäten und Kontakte, die ihm Rahmen der aktuellen Beschwerden aufgetreten sind, sowie Veränderungsmöglichkeiten werden im Einzelnen erörtert.

Hausaufgabe

Hausaufgabe für den Patienten:
- Er soll sich überlegen, woher seine Beschwerden kommen könnten und was dagegen getan werden könnte. Er wird angehalten, seine Gedanken aufzuschreiben.

Hausaufgabe für den Therapeuten:
- Erstellung der psychiatrischen Diagnose (anhand ICD-10-Kriterien)
- Überprüfung der Therapie-Indikation. Gegen eine Therapie-Indikation spricht:

> - erhebliche kognitive Beeinträchtigung – insbesondere Störung der Merkfähigkeit – mit einer Verminderung des Mini Mental State Scores auf unter 24
> - geringe Kooperativität, z. B. beim Besorgen des aktuellen Medikationsplans oder der Vorbefunde
> - ausgeprägter sekundärer Krankheitsgewinn als führender Pathomechanismus, z. B. durch Kontrolle von Angehörigen mittels Symptomatik

3. Stunde

Zunächst wird der Patient gefragt,
- ob er zu dem in der letzten Stunde Vorgetragenen noch irgendwelche Ergänzungen oder Nachträge vorzunehmen hat.
- wie es ihm seit der letzten Stunde ergangen ist.
- ob es irgendwelche Veränderungen der Symptomatik gibt.

Ermittlung von Kontrollüberzeugungen

Zu Beginn der dritten Stunde werden die Kontrollüberzeugungen des Patienten ermittelt. Unter Kontrollüberzeugungen („locus of control"-Theorie) versteht man nach Rotter (Rotter 1966) die Überzeugungen hinsichtlich der bestimmenden Faktoren für die Ereignisse, die eine Person betreffen. Das heißt hier: Welche Faktoren sind nach Ansicht des Patienten für die Entstehung und den Verlauf der Beschwerden entscheidend? Die Kontrolle über den Verlauf der Beschwerden kann in der Auffassung der Patienten bei ihnen selbst liegen (internale Kontrollüberzeugungen) oder sie können davon überzeugt sein, dass sie gewissermaßen von außen gesteuert werden und nur wenig Einfluss auf ihr Leben nehmen können (externale Kontrollüberzeugungen).

Patienten mit externalen Kontrollüberzeugungen meinen, dass sie vor allem von äußeren Faktoren wie Schicksal oder Pech oder von einflussreichen anderen Personen, z. B. den behandelnden Ärzten, abhängig sind. Entsprechend zeigen diese Patienten wenig eigene Bemühungen um die eigene Genesung und neigen eher zu fatalistischem Verhalten. So besteht ein enger Zusammenhang zwischen externalen Kontrollüberzeugungen, verminderter Aktivität, Hilflosigkeit, Hoffnungslosigkeit und Depressivität.

Hingegen nehmen sich Patienten, die zu internalen Kontrollüberzeugungen neigen, eher als selbstbestimmt wahr und sind auch in schwierigen Situationen eher in der Lage, Probleme aktiv selbst zu bewältigen. Solche Patienten werden eher aktiv Hilfe und Beratung suchen und die ihnen gemachten Vorschläge und Anregungen aufgreifen und durchführen.

Die Kontrollüberzeugungen werden mit einem Fragebogen untersucht, der in Anlehnung an das Instrument „Kontrollüberzeugungen zu Krankheit und Gesundheit" (KKG) von Lohaus und Schmitt (Lohaus und Schmitt 1989) erstellt wurde (s. Materialien für die 3. Stunde).

Dann wird der Patient zu Gedanken, die er sich hinsichtlich der Ursachen und Behandlungsmöglichkeiten seiner Symptome machen sollte, befragt. Dabei sollen die Konzepte und Vorstellungen des Patienten hinsichtlich der krankheitsbedingenden und -aufrechterhaltenden Faktoren detailliert und konkret erörtert werden. Die Besprechung dieser Konzepte im Kontext der Kontrollüberzeugungen ist die Vorbereitung für die anschließende Verhaltensanalyse.

Verhaltensanalyse

Die Verhaltensanalyse erfasst die relevanten Wechselwirkungen von krankheitsbedingenden und -aufrechterhaltenden Faktoren vor dem Hintergrund des bio-psycho-sozialen Modells (Engel 1979). Dabei verdienen die folgenden Gesichtspunkte besondere Erwähnung:
- Eine **Veränderung körperlicher Funktionen** ist notwendig, aber nicht hinreichend zur Bestimmung einer Krankheit.
- Zur Ermittlung des Zusammenhangs zwischen körperlichen Prozessen und klinischen Erscheinungen sind die **verbalen Mitteilungen** des Patienten wichtig.
- Somatische und psychische Faktoren **interagieren** miteinander.
- Ob und wann sich Patienten **als krank betrachten** oder von anderen so betrachtet werden, hängt auch von psychologischen und sozialen Faktoren ab.
- Psychologische und soziale Faktoren beeinflussen das **Behandlungsergebnis**.
- Die **Therapeut-Patient-Beziehung** beeinflusst das Behandlungsergebnis.

Mit dem Patienten werden diese Faktoren und ihre Wechselwirkungen diskutiert und es wird angestrebt, sich mit ihm auf ein gemeinsames Modell seiner Störung zu verständigen. Dieses Modell muss für den Patienten akzeptabel sein. Dabei können die folgenden Fragen hilfreich sein:
- *„Sind die Beschwerden immer gleich?"*
- *„Wann treten sie auf?"*
- *„Welche Faktoren haben Einfluss auf die Stärke?"*
- *„Was kann helfen, die Beschwerden zu lindern?"*
- *„Was haben Sie versucht, um sich zu helfen?"*

Bei diesen Erörterungen sollte unbedingt vermieden werden, dass sich der Patient mit seinen Beschwerden nicht ausreichend ernst genommen fühlt.

Erarbeitung von Therapiezielen

Es schließt sich eine erste Erarbeitung und Definition von Therapiezielen an. Es wird die Methode des Goal Attainment Scaling (GAS) (Kiresuk und Thomas 1994; Smith 1976) angewandt. Dazu werden gemeinsam mit dem Patienten mindestens drei, höchstens fünf Therapieziele formuliert und ausgearbeitet. Wie diese Ziele in etwa aussehen können, zeigen die Beispiele in den Tabellen 4 und 5. Man kann befindlichkeitsbezogene Therapieziele (wie in Tab. 4, z. B. „besser schlafen können") von aktivitätsbezogenen Therapiezielen

Therapieziele (Beispiele für befindlichkeitsbezogene Therapieziele)   Tab. 4

	Ziel 1 Nachtschlaf verbessern	Ziel 2 Ruhe finden	Ziel 3 Schmerzen aushalten	Ziel 4 Schwindel aushalten	Ziel 5 Angst aushalten
Sehr schlecht	nicht vor 2 Uhr einschlafen, lange wach liegen; morgens vor 5 Uhr aufwachen und nicht wieder einschlafen	Unfähigkeit zur Ruhe zu kommen, andauernde Unruhe	unerträgliche Schmerzzustände, andauernde Schweißausbrüche, starke Medikation notwendig	Unfähigkeit, längere Strecken zu gehen	andauernde Angst
Schlecht	bis Mitternacht einschlafen, nachts mehrfach aufwachen und lange wach liegen; morgens zwischen 5 und 6 Uhr aufwachen		fortwährend starke Schmerzen	Schwanken, Sich-festhalten-Müssen	
Zufriedenstellend	bis 23 Uhr einschlafen, nachts zweimal kurz aufwachen und nicht lange wach liegen, zwischen 5 und 6 Uhr aufwachen	Unruhe nur noch selten, kurz anhaltend	erträgliche Schmerzen mit denen „man leben kann"	Gefühl der Unsicherheit, jedoch nur geringe Probleme mit Gehhilfe, kurze Spaziergänge mit Begleitung	Angstzustände nur selten, kurz anhaltend
Sehr gut	bis 23 Uhr einschlafen, nachts zweimal kurz aufwachen und nicht lange wach liegen, nicht vor 6 Uhr aufwachen	gelegentliche Unruhe	zeitweise schmerzfreie Zustände	längere Spaziergänge allein	gelegentliches „flaues Gefühl"
Ideal	von 23 Uhr bis 6 Uhr durchschlafen	völliges Fehlen von Unruhezuständen, Ausgeglichenheit	Schmerzfreiheit	völlige Gehsicherheit, Wanderungen	völlige Angstfreiheit

Tab. 5 Therapieziele (Beispiele für aktivitätsbezogene Therapieziele)

	Ziel 1 Körperliche Bewegung	Ziel 2 Zubereitung von Mahlzeiten bzw. Führung des Haushalts	Ziel 3 Kontakte per Telefon	Ziel 4 Hobby	Ziel 5 Start in den Tag
Sehr schlecht	keinerlei Bewegung im Freien	keine selbstständige Zubereitung von Mahlzeiten; keine selbstständige Ausführung von Haushaltsarbeiten	keinerlei Kontakt, völlige Passivität	einem Hobby wird nie nachgegangen, Aufgabe des Hobbys	Aufstehen nicht möglich, im Bett verbleiben
Schlecht		gelegentliche Zubereitung von Mahlzeiten; gelegentliche Erledigung kleiner Aufgaben, z. B. Geschirr spülen	sehr wenige, unregelmäßige Kontakte, Passivität	selten Ausübung des Hobbys, meist ohne Freude	Aufstehen nach langem Ringen, erneut ins Bett nach kurzer Zeit
Zufriedenstellend	gelegentliche, kurze Spaziergänge, z. B. am Wochenende oder in Begleitung	regelmäßige Zubereitung von Mahlzeiten; regelmäßige Verrichtung kleiner Aufgaben, z. B. Geschirr spülen, Staubsaugen	seltene Eigeninitiative, wenige Kontakte	gelegentliche Ausübung des Hobbys für kurze Zeit mit etwas Freude	mühsames Aufstehen, Verlassen des Bettes möglich
Sehr gut		größtenteils Zubereitung von Mahlzeiten; regelmäßige Verrichtung des Großteils der anfallenden Haushaltsarbeiten	gelegentliche Eigeninitiative, Kontakte bestehen mehr oder weniger regelmäßig		Aufstehen an den meisten Tagen normal
Ideal	regelmäßiger Aufenthalt im Freien und Spaziergänge, verbunden mit Freude am Aufenthalt im Freien	regelmäßige Zubereitung über die gesamte Woche; vollständige, selbstständige Erledigung der Haushaltsarbeiten	regelmäßige Eigeninitiative, regelmäßiger Kontakt von beiden Seiten	Hobby wird häufig und mit viel Spaß und Inbrunst wahrgenommen	freudiger munterer Start in den Tag

(wie in Tab. 5, z. B. „Haushalt führen können") unterscheiden. Die Patienten neigen im Allgemeinen dazu, vor allem befindlichkeitsbezogene Therapieziele anzugeben. Aktivitätsbezogene Therapieziele haben im Vergleich dazu den Vorzug, für therapeutische Interventionen direkter zugänglich zu sein – zumal im Rahmen des Programms in vielen Fällen direkt Aktivitätsaufbau betrieben wird. Daher sollte darauf geachtet werden, dass sich unter den Therapiezielen mindestens ein aktivitätsbezogenes befindet.

Die Ziele werden ausführlich, eingehend und in ständiger Diskussion mit dem Patienten erarbeitet. Es ist wichtig, dass die Therapieziele möglichst konkret und detailliert gefasst werden. Es ist aber andererseits nicht zwingend erforderlich, dass jede Stufe der Zielerreichung ausformuliert wird. So können z. B. die Stufen „zufriedenstellend" und „ideal" ausformuliert werden und die Stufe „sehr gut" als der „Zustand dazwischen" nicht explizit definiert sein. Dieser Vorgehensweise liegt die Überlegung zu Grunde, dass beim GAS nicht neue, vorher nicht vorhandene Symptome erdacht werden sollen.

Der aktuelle Stand wird in den jeweiligen Kästchen mit einem gelben Textmarker markiert. Der Patient wird darauf hingewiesen, dass die Erreichung der Therapieziele zur Halbzeit und am Ende der Therapie überprüft wird. Die Ziele sollten nach ihrer Wichtigkeit aufgeführt werden, darüber hinaus jedoch ausdrücklich *nicht* priorisiert werden. Eine Quantifizierung der Stufen wird im Gegensatz zur Originalversion des GAS nicht vorgenommen. Eine Vorlage für die Tabelle zum Goal Attainment Scaling findet sich in den Materialien zur dritten Stunde.

Beschreibung des weiteren Vorgehens und Therapievorschlag

An dieser Stelle soll versucht werden, die Therapieziele zusammenfassend zu formulieren, z. B. als Verbesserung des Umgangs mit den Beschwerden oder Aktivierung. Dabei sollte darauf geachtet werden, dass die Erwartungen nicht zu hoch werden. Es soll jedoch auch klar gemacht werden, das bescheidenere, konkrete Ziele – wie sie beim GAS formuliert wurden – durchaus erreichbar sind und einen Erfolg der Behandlung darstellen. Im weiteren Verlauf der Behandlung wird der Therapieerfolg gemeinsam von Therapeut und Patient wiederholt überprüft.

Es wird eine eindeutige Darstellung des zeitlichen Rahmens und der zeitlichen Begrenztheit der Therapie vorgenommen. Da Einsamkeit und Kontaktarmut bei älteren depressiven Patienten häufig sind, besteht die Gefahr, dass auch der Therapeut und das Therapieprogramm als wertvoller, neuer Teil der sozialen Umwelt aufgenommen und gewissermaßen „inventarisiert" werden – was sich im Hinblick auf ein zügiges Erreichen von Therapiezielen als ausgesprochen hinderlich erweisen kann. Daher empfiehlt es sich sehr, die Psychotherapie eindeutig als zeitlich begrenzten Behandlungsversuch und nicht als auf unabsehbare Zeit stützende Dauereinrichtung zu präsentieren.

Es wird das Zusammenspiel von Psychotherapie und medikamentöser Therapie (*„ergänzen sich gegenseitig"*) erörtert. Die medikamentöse Behandlung wird als unterstützende Maßnahme integriert. Die hilfreiche Wirkung der Medikamente sollte genutzt werden, jedoch nicht dazu führen, dass die psychotherapeutischen Bemühungen seitens des Patienten vernachlässigt werden.

An dieser Stelle wird geprüft, ob ausreichende Mitarbeit, Motivation, Therapiefähigkeit sowie eine tragfähige Therapeut-Patient-Beziehung bestehen und ob es gelungen ist, sich mit dem Patienten auf gemeinsame Therapieziele zu einigen. Sind diese Voraussetzungen erfüllt, ergeht das Therapieangebot für eine Behandlung über weitere neun Stunden. Der Patient wird gebeten, seine Bereitschaft zur Mitarbeit zu erklären. Falls diese Voraussetzungen nicht erfüllt sind, wird das Programm an dieser Stelle abgebrochen.

Einführung des Wochenplans

Als Nächstes wird der Wochenplan (s. Materialien für die 3. Stunde) eingeführt, in welchem Aktivitäten des Patienten notiert werden. Die Notwendigkeit des Wochenplans wird dem Patienten damit begründet, dass er eine wichtige Informationsquelle für den Therapeuten darstellt und vor allem die Aktivierung des Patienten fördert. Außerdem ist der Wochenplan hilfreich, um die Aufmerksamkeit des Patienten auf seine Zeitgestaltung zu richten und die Therapeut-Patient-Beziehung zu fördern.

So genannte „aktive Patienten" können demnach den Wochenplan als Protokoll ihrer Tätigkeiten bzw. Aktivitäten führen. Demgegenüber ist das Ziel bei „inaktiven Patienten" die gezielte Planung von und Anregung zur Ausführung von Aktivitäten.

Insbesondere bei **inaktiven Patienten** stellt der Wochenplan ein wirkungsvolles Mittel zur Aktivierung dar. Im Verlauf der Behandlung werden verschiedene Phasen durchlaufen, mit dem Ziel, die Fähigkeit zur selbstständigen Tagesstrukturierung zu erreichen.

1. Phase
Die Vorgabe des Wochenplans erfolgt hier durch den Therapeuten. Falls es nicht möglich sein sollte, den Patienten dazu anzuregen, die Aufteilung und Gliederung der möglichen Tätigkeiten selbstständig vorzunehmen, muss der Therapeut diese Aufgabe übernehmen und die Beschäftigungen gewissermaßen verordnen. Des Weiteren erscheint es sinnvoll, dass der Therapeut zu Beginn die Verstärkung für die ausgeführten Tätigkeiten jeweils zu Beginn der Therapiesitzung übernimmt.

2. Phase

In dieser Übergangsphase sollte es das Ziel sein, allmählich dem Patienten mehr Eigenständigkeit zukommen zu lassen. Der Patient soll in zunehmendem Maße unabhängig von der Verstärkung durch den Therapeuten selbst die positiven Auswirkungen der Strukturierung seines Tagesablaufs (zunehmende Leistungsfähigkeit, Funktionslust) als Verstärker erfahren.

3. Phase

Hier steht zunehmend die Autonomie des Patienten bei der Gestaltung des Wochenplans im Vordergrund. Der Therapeut kann dabei falls erforderlich Unterstützung anbieten. Es werden nun das Datum für die einzelnen Tage, die gegenwärtige und die nächste Stunde „Psychotherapie" sowie die geplanten Aktivitäten (auch die Mahlzeiten) eingetragen. Bei Patienten in teilstationärer oder stationärer Behandlung werden die einzelnen Maßnahmen (z. B. Ergotherapie, Gymnastik) aufgeführt. Dem Patienten werden die Wochenpläne bis zur nächsten Stunde mitgegeben.

Motivation

Am Ende der Stunde werden dem Patienten die Ergebnisse der detaillierten Diagnostik und der Verhaltensanalyse zusammenfassend mitgeteilt. Es wird eine für den Patienten akzeptable Problembeschreibung und Formulierung der Behandlungsziele vorgenommen. Dabei ist es für die Patienten häufig schwer akzeptabel, ihre Beschwerden als „rein psychisch bedingt" zu bewerten oder sich die symptomaufrechterhaltende Wirkung sozialer Unterstützung (z. B. durch Verwandte) klar zu machen. Günstig ist hier, von den Beschwerden der Patienten auszugehen und sie ernst zu nehmen (*„Sie haben große Angst allein dazustehen, wenn es Ihnen schlecht geht."*).

Begründung, Sinn und Ziel der psychotherapeutischen Behandlung werden erläutert. Hinsichtlich der Behandlungsziele empfiehlt sich Zurückhaltung (nicht: Die Therapie wird Ihre Ängste beseitigen, sondern eher: *„... wird Ihnen helfen, mit den Ängsten besser zurecht zu kommen."*). Der Patient soll ein Anfangsverständnis für die Notwendigkeit und Möglichkeit einer Psychotherapie entwickeln, um bei der Behandlung motiviert und aktiv mitarbeiten zu können. An dieser Stelle kann auch noch eine allgemeine Beratung zu typischen, häufigen Themen, z. B. zur Schlaf-Hygiene, vorgenommen werden.

Schließlich wird dem Patienten eine „Therapiemappe" (ein Schnellhefter mit Klarsichtdeckel) überreicht, in dem das Blatt „Therapieziele" und der erste Wochenplan eingeheftet werden.

Hausaufgabe

Hausaufgabe für den Patienten:
- Überdenken der Therapieziele (GAS)
- möglichst detailliertes Führen des Wochenplans

Hausaufgabe für den Therapeuten:
Auswahl des nächsten Therapiebausteins aus Block A

2.2 Block A: Thema „Angst"

4. Stunde

Besprechung des Wochenplans

Der Therapeut lässt sich vom Patienten den Wochenplan vorlegen. Die bei der letzten Therapiesitzung festgelegten Aktivitäten werden im Detail besprochen. Dabei werden die ausgeführten Aktivitäten vom Therapeuten im Wochenplan mit einem roten Stift abgehakt. Weiterhin sollen die Aktivitäten, die der Patient selbstständig nach der Therapiestunde in den Plan eingetragen hat, ebenfalls besprochen und abgehakt werden. Aktivitäten, die der Patient eigenständig ausgeführt und eingetragen hat, sollen in besonderem Maß aufgegriffen und gelobt werden. Es wird nach weiteren nicht im Wochenplan aufgeführten Aktivitäten gefragt; diese werden gegebenenfalls besprochen und nachträglich eingetragen.

Berichtet der Patient darüber, die in der letzten Therapiestunde vorbesprochenen und eingetragenen Aktivitäten nicht oder nicht vollständig ausgeführt zu haben, werden die Umstände und Details der entsprechenden Situation eingehend besprochen. Bei nicht ausgeführten Aktivitäten unterbleibt das Lob durch den Therapeuten und der entsprechende Eintrag im Wochenplan wird durchgestrichen.

Im Anschluss erfolgt die Planung der Aktivitäten für die kommenden Tage bis zur nächsten Therapiesitzung. Abhängig vom Aktivitätsniveau und der bisher gezeigten Mitarbeit entscheidet der Therapeut, in welchem Maß er freundlich, ermutigend und direktiv bei der Gestaltung des Wochenplans eingreift.

Diagnostik, Therapieziele rekapitulieren

Es erfolgt eine differenzierte Diagnostik der Angst mit standardisierten Verfahren. Ein Versuch zur Quantifizierung der Angstsymptomatik für die zurückliegende Woche wird zunächst mit einer Selbstbeurteilungs-Skala unternommen, der Self-Rating Anxiety Scale (SAS) von Zung (Zung 1971) (s. Materialien für die 4. Stunde). Werte über 36 gelten als Hinweis für eine erhebliche Angstsymptomatik.

Im Anschluss daran wird die Angstsymptomatik der vergangenen Woche mit einem Fremd-Rating-Verfahren, der Hamilton-Angst-Skala (HAMA) (Hamilton 1976) detailliert erfasst (s. Materialien für die 4. Stunde). Werte über 16 weisen auf eine ausgeprägte Angstsymptomatik hin.

Es werden kurz die Therapieziele, ihre Einstufung und der aktuelle Stand nach der GAS zusammen mit dem Patienten überprüft und präzisiert. Die nächste Überprüfung wird beim Abschluss des Blocks A (7. Stunde) vorgenommen.

Bedingungsmodell der Angst

Der nächste Schritt ist die Erarbeitung eines Bedingungsmodells der Angst. Darunter versteht man die Zusammenfassung der für Symptomentstehung und -aufrechterhaltung wesentlichen Faktoren und ihrer Wechselwirkungen. Dabei wird wie folgt vorgegangen:
1. Ursachen bzw. Auslöser identifizieren
2. Auswirkungen der Auslöser explorieren und den verschiedenen Ebenen (Kognitionen, Emotionen, Körperebene, Verhalten) zuordnen
3. Lerngeschichte herausarbeiten und hinsichtlich der jetzigen Angststörung überprüfen
4. Bedeutung (Funktionalität) der Angst schrittweise explorieren und diskutieren (z. B. Vermeidung von Kränkungen, Bindung zu bestimmten Personen der Umwelt sichern)
5. Konsequenzen des vom Patienten gezeigten Verhaltens erarbeiten und diskutieren (kurzfristige und langfristige Auswirkungen, negative und positive Verstärker)

Bei der Exploration der Angst bei älteren Patienten zeigen sich häufig die folgenden Besonderheiten:
1. Die Angst ist hinter körperlichen Symptomen „versteckt".
2. Es wird keine konkrete Angst genannt, sondern eher ein diffuses Empfinden geäußert (schlechter Schlaf; Unruhe; dauerndes darüber Nachdenken; Gedanken, die auf Hilflosigkeit, Resignation oder Wunsch nach Vermeidung bzw. Rückzug hinweisen).
3. Es stehen konkrete Veränderungen an (z. B. Umzug ins Pflegeheim). Der Patient spricht dauernd davon, ohne die Angst direkt zu benennen.
4. Die Angst passt durchaus zur Situation (z. B. die Veränderung des Lebensumfeldes beim Umzug ins Heim oder zunehmend schlechteres Sehen und damit einhergehende Verunsicherung). Der Patient sieht darüber hinaus nicht die vorliegende behandlungsbedürftige Störung. Das heißt, es geht darum, die Bedeutung der Angst mit dem Patienten zu erarbeiten und den Umgang mit Angst auslösenden Situationen bzw. Gedanken zu entwickeln.

2.2 Block A: Thema „Angst"

Vor dem Hintergrund der erhaltenen Informationen wird für den Patienten individuell das Bedingungsmodell seiner Angst entwickelt. Als theoretischer Hintergrund können dabei das 2-Faktoren-Modell von Mowrer (Mowrer 1960) und das Psychophysiologische Modell der Panikstörung (Schneider und Margraf 1998) dienen.

2-Faktoren-Modell: Zusammenwirken von klassischer und operanter Konditionierung

> **Beispiel:** Eine Person stürzt auf der Treppe und verletzt sich. Die Treppe wird zum Auslöser für Angst. Treppensteigen wird zukünftig vermieden, die Angst wird dadurch aber auch aufrechterhalten. Dem Patienten soll deutlich gemacht werden, dass neben bestimmten Angst auslösenden Reizen auch die Angst selbst als Auslösereiz wirken kann.

Psychophysiologisches Modell der Panikstörung: Interne oder externe Reize (Stressoren) lösen körperliche oder kognitive Veränderungen aus, werden mit Gefahr assoziiert und führen zu Angst und Panik. Es erfolgt eine positive Rückkoppelung der Angst mit den körperlichen Veränderungen.

> **Beispiel:** Anstrengung bei einem Spaziergang kann auf der körperlichen Ebene bestimmte Veränderungen auslösen (z. B. Schwitzen, Herzklopfen). Diese Veränderungen werden von der Person mit Gefahr assoziiert. Auf die wahrgenommene Gefahr reagiert die Person mit Angst bzw. Panik. Dies wiederum verstärkt die vorliegende körperliche Reaktion, was wiederum zu einer Zunahme an Angst führt. Damit entsteht ein Aufschaukelungsprozess, der zunächst schwer zu durchbrechen ist.

Allgemeine Informationen zur Angst

In Anlehnung an Wittchen (Wittchen et al. 1994) werden folgende allgemeine Informationen zur behandlungsbedürftigen Angst gegeben:
- Angsterkrankungen sind weit verbreitet. Etwa 20% aller Menschen haben schon einmal im Laufe ihres Lebens während längerer Zeit unter Angst gelitten.
- Angsterkrankungen können gut und erfolgreich behandelt werden, deshalb ist es wichtig, rechtzeitig mit einer gezielten Therapie zu beginnen.
- Angst ist ein normaler und wichtiger Teil unseres Lebens. Sie schützt uns z. B. vor Gefahren (Feuer, Tiefe).
- Wir reagieren auf Angst mit unserer ganzen Person (Gefühle, Gedanken, Körperreaktionen, Verhalten).
- Es gibt je nach Mensch und Situation sehr unterschiedliche Angstreaktionen (z. B. starkes Schwitzen oder gedankliche Blockaden).

- Es gibt völlig verschiedene Auslöser für Angst: z. B. ein plötzlicher Schreck aufgrund eines lauten Geräusches, eine gefährliche Situation im Straßenverkehr, Angst vor einer schwierigen Prüfung (in der Schulzeit oder bei der Fahrprüfung), Angst vor Schmerzen (beim Zahnarztbesuch).
- Auch körperliche Belastungen und Erkrankungen können mit Angstgefühlen einhergehen (z. B. Schwierigkeiten mit dem Atmen bei Herz-Kreislauf-Problemen).

Progressive Muskelrelaxation

Im Rahmen der Depressionsbehandlung ist der Einsatz von Entspannungsverfahren äußerst empfehlenswert. Die Auswirkungen z. B. auf Ängste, Angespanntheit, das kardiovaskuläre und auch das vegetative System sind vielfach nachgewiesen. Innerhalb dieses Programms soll eine altersspezifische Kurzform der Progressiven Muskelrelaxation (PMR) Anwendung finden. Generell wird bei PMR die Entspannung durch eine Reduktion des neuromuskulären Tonus erreicht. Diese Reduktion wird bewirkt durch ein gezieltes Anspannen und Entspannen einzelner Muskelgruppen. Dieses Verfahren ist seit langer Zeit bewährt und wird vielfältig eingesetzt.

Hier sei nun eine Kurzform speziell für ältere Patienten dargestellt. PMR erscheint im Vergleich zu anderen Entspannungsverfahren wie z. B. dem ebenfalls sehr verbreiteten Autogenen Training vor allem sinnvoll im Hinblick auf die hohe Aktivierungsfunktion des Verfahrens. Die Erfahrung zeigt, dass ältere Patienten mit dem detailliert vorgegebenen PMR-Protokoll besser zurechtkommen als mit dem „sich fallen lassen" im Autogenen Training.

Grundsätzliches

- kurze Erklärung und Einführung (Fokussierung auf die Körpersensationen, Lenkung der Aufmerksamkeit nach Innen, Induktion von Ruhe und Entspannung, Anwendung bzw. Übung zu Hause als Hausaufgabe)
- räumliche Situation entsprechend herrichten, z. B. leichte Verdunkelung, Wegrücken vom Tisch usw.
- bequeme Sitzhaltung
- Augen geschlossen (außer es wird als unangenehm empfunden, dann „ins Leere blicken")
- bei Brillenträgern ist das Absetzen der Brille empfehlenswert
- Anspannungsphasen etwa 5 bis 10 Sekunden, Entspannung etwa 30 Sekunden
- auf eventuelle „Nebenwirkungen" hinweisen (Magenknurren, Flatulenz usw.)
- auf eventuelle äußere Störungen vorbereiten
- Stimmmodulation beim Vortragen des Therapeuten deutlich, ruhig und gleichmäßig; adäquate Pausen einfügen

2.2 Block A: Thema „Angst"

Bei älteren Patienten besonders beachten
- Anspannung soll maßvoll erfolgen (Überanstrengung grundsätzlich vermeiden)!
- bei Beschwerden in bestimmten Körperregionen die betreffenden Muskelgruppen aussparen
- Indikation bei Patienten mit Erkrankungen des Bewegungsapparates, neurologischen Erkrankungen (Morbus Parkinson, Zustand nach Schlaganfall) oder Herz-Kreislauf-Erkrankungen (Herzinfarkt, arterielle Hypertonie) überprüfen
- bei Schwerhörigkeit deutlichen aber beruhigenden Tonfall und Lautstärke wählen
- sorgfältiges Zurücknehmen der Entspannung (Zeit lassen, Schritt für Schritt), behutsamer Abschluss

Der Patient ist angehalten, auch außerhalb der Therapiestunden die Übungen selbstständig zu Hause durchzuführen. Dies ist ihm als Hausaufgabe aufzutragen. Die oftmals zur Unterstützung eingesetzten Entspannungs-CDs mit Musik oder Texten sind bei den Älteren eher nicht empfehlenswert, allein schon das für sie wenig vertraute Medium kann hemmend wirken.

Zu Beginn der Entspannungsübungen in der ersten Therapiesitzung sollte eine kurze Einführung erfolgen, die dem Patienten das Verfahren und dessen Zweck näher bringt. Hierfür soll sich der Therapeut ausreichend Zeit nehmen. Der Erfolg ist in hohem Maße abhängig von der Bereitschaft des Patienten, sich auf das Verfahren einzulassen und die Introspektion und Konzentration in möglichst großem Umfang zuzulassen und zu erzeugen.

Übungsprotokoll
1. rechter Arm
2. linker Arm
3. Schultern
4. Rumpf (Bauch- und Rückenmuskeln)
5. rechtes Bein (inkl. Gesäß)
6. linkes Bein (inkl. Gesäß)

(Zeitbedarf: etwa 7 Minuten)

Instruktionen (Vorschlag)
(Pausen markiert durch [...])

> *„Bitte nehmen Sie eine bequeme Sitzhaltung ein. Stellen Sie ihre Beine gerade auf den Boden und legen Sie ihre Hände in den Schoß. Schließen Sie Ihre Augen. [...] Ich sage Ihnen gleich, Sie sollen bestimmte Muskeln Ihres Körpers anspannen und dann wieder entspannen. Tun Sie das aber immer nur soweit, wie es Ihnen gut tut, es soll nicht unangenehm sein. Sie bestimmen, wie wie weit und wie lange Sie anspannen. [...] Dann beginnen wir.*

Spüren Sie bitte Ihren rechten Arm. Wie fühlt er sich an? Welche Temperatur hat er? Konzentrieren Sie sich auf den rechten Arm. [...] Ballen Sie ihre rechte Hand zu einer Faust und spannen Sie dabei den ganzen Unterarm und den Oberarm an. Sie können den Arm dabei anwinkeln. [...] Lassen Sie jetzt langsam wieder los und spüren Sie, wie die Anspannung aus dem Arm Stück für Stück verschwindet. [...] Sie können den Unterschied spüren. Im Oberarm [...], im Unterarm [...], in der Hand. Lassen Sie sich Zeit und spüren Sie es genau. [...]

Konzentrieren Sie sich nun auf den anderen Arm. Spüren Sie, wie er sich anfühlt. [...] Ballen Sie ihre linke Hand zu einer Faust und spannen Sie dabei den ganzen Arm an, erst den Unterarm [...] und dann den Oberarm. Winkeln Sie den Arm dabei an. [...] Lassen Sie jetzt ganz langsam wieder los und spüren Sie, wie die Anspannung aus dem Arm langsam verschwindet. [...] Sie können spüren, wie sich alles nach und nach entspannt. Im Oberarm [...], im Unterarm [...], in der Hand. [...]

Kommen wir nun zu den Schultern. [...] Wie fühlen sich Ihre Schultern an? [...] Ziehen Sie jetzt beide Schultern nach oben, so als wollten Sie mit den Achseln zucken. Achten Sie auf die Anspannung in Ihren Schultern und im Rücken. [...] Senken Sie die Schultern langsam und achten Sie darauf, wie die Spannung entweicht. [...] Aus dem Nacken, [...] aus den Schultern, [...] aus dem Rücken. [...] Genießen Sie das Gefühl, die Schultern einfach nur hängen zu lassen. [...] Probieren Sie mal, ob Sie Ihre Schulter noch etwas mehr hängen lassen können, ganz entspannt. [...]

Konzentrieren Sie sich nun bitte auf den Rumpf. Wie fühlt sich der Bauch an, wie der Rücken? [...] Wie ist es mit den Bauchmuskeln? Spüren Sie, wie sie sich anfühlen. [...] Spannen Sie nun den Rücken an, indem Sie die Schulterblätter nach hinten ziehen, zur Wirbelsäule hin. Und spannen Sie jetzt gleichzeitig die Bauchmuskeln an. [...] Fühlen Sie die Anspannung. [...] Die Spannung im Bauch. [...] Im Rücken. [...] Kehren Sie langsam wieder in die Ausgangsposition zurück. Entspannen Sie den Rücken nach und nach, und auch den Bauch. Konzentrieren Sie sich auf das Gefühl, wie die Spannung entweicht. [...] Achten Sie auf das angenehme Gefühl, wenn die Spannung gänzlich verschwunden ist. [...]

Nun kommen wir zu den Beinen. Wie fühlt sich das rechte Bein an? [...] Spüren Sie, wie es auf dem Boden aufsteht. [...] Spannen Sie jetzt die Gesäßmuskeln und das rechte Bein an, den Oberschenkel und den Unterschenkel. [...] Ziehen Sie auch die Fußspitzen nach oben. [...] Spüren Sie die Spannung im gesamten Bein. Von den Zehenspitzen bis zur Hüfte. [...] Und wieder langsam entspannen. Stück für Stück. Erst die Zehen senken, das Bein wieder lockern. Spüren und genießen Sie, wie die Spannung langsam verschwindet. [...]

Und wie fühlt sich das linke Bein an? Fühlen Sie den Unterschied zum rechten? [...] Spannen Sie die Gesäßmuskeln und das rechte Bein an, den Oberschenkel und den Unterschenkel. Ziehen Sie die Fußspitzen nach oben. [...]

2.2 Block A: Thema „Angst"

> *Spüren Sie die Spannung im Bein. Im gesamten Bein. [...] Und wieder langsam entspannen. Stück für Stück. Erst die Zehen senken, dann das Bein wieder entspannen. Spüren und genießen Sie, wie die Spannung langsam verschwindet und alles lockerer wird. [...] Fühlt sich das Bein anders an als das rechte? [...]*
>
> *Lassen Sie uns die Übung jetzt beenden. Ziehen Sie dafür ihre Arme an den Körper und beugen Sie fest, danach strecken Sie sie ganz weit aus. Räkeln Sie sich, als wären Sie gerade aufgewacht. [...] Strecken Sie auch die Beine aus, bewegen Sie sich ein bisschen. Atmen Sie tief durch und öffnen Sie dabei die Augen."*

Nachbesprechung

Nach Beendigung der Übungen wird der Patient nach seinen Eindrücken befragt:
- „Wie haben Sie es empfunden?"
- „Fühlen sich Ihre Gliedmaßen leichter oder schwerer an, ist es Ihnen wärmer oder kälter geworden?"
- „Was hat sich sonst verändert?"
- „Hatten Sie Schwierigkeiten mit bestimmten Übungen?"

Falls während der Übungen Probleme aufgetreten sein sollten, werden diese mit dem Patienten besprochen. Eventuell wird dem Patienten empfohlen, Teile der Übungen zu überspringen bzw. die Anspannung zu verringern.

Hausaufgabe

> **Hausaufgabe für den Patienten:**
> - möglichst detailliertes Führen des Wochenplans
> - PMR üben
>
> **Hausaufgabe für den Therapeuten:**
> - individuelles Bedingungsmodell der Angst überdenken im Hinblick auf die therapeutische Bedeutung für die Stimuluskontrolle, die Kontrolle der Konsequenzen sowie die Kognitionen (s. Stunden 5–7).

5. Stunde

Besprechung des Wochenplans

Der Therapeut lässt sich vom Patienten erneut den Wochenplan vorlegen. Die bei der letzten Therapiesitzung festgelegten Aktivitäten werden im Detail besprochen. Dabei werden die ausgeführten Aktivitäten vom Therapeuten im Wochenplan mit einem roten Stift abgehakt. Weiterhin sollen die Aktivitäten, die der Patient selbstständig nach der Therapiestunde in den Plan eingetragen hat, ebenfalls besprochen und abgehakt werden. Aktivitäten, die der Patient eigenständig ausgeführt und eingetragen hat, sollen in besonderem Maß aufgegriffen und gelobt werden. Es wird nach weiteren nicht im Wochenplan aufgeführten Aktivitäten gefragt; diese werden gegebenenfalls besprochen und nachträglich eingetragen.

Berichtet der Patient darüber, die in der letzten Therapiestunde vorbesprochenen und eingetragenen Aktivitäten nicht oder nicht vollständig ausgeführt zu haben, werden die Umstände und Details der entsprechenden Situation eingehend besprochen. Bei nicht ausgeführten Aktivitäten unterbleibt das Lob durch den Therapeuten und der entsprechende Eintrag im Wochenplan wird durchgestrichen.

Aktivierung (Liste angenehmer Tätigkeiten)

Im Anschluss erfolgt die Planung der Aktivitäten für die kommenden Tage bis zur nächsten Therapiesitzung. Abhängig vom Aktivitätsniveau und der bisher gezeigten Mitarbeit entscheidet der Therapeut, in welchem Maß er ermutigend und direktiv bei der Gestaltung des Wochenplans eingreift.

Zur Identifikation von Interessen und möglichen auszuführenden Aktivitäten wurde ein Explorationsleitfaden für die Feststellung angenehmer Tätigkeiten (s. S. 142 f.) zusammengestellt. Dabei ist vor allem darauf zu achten, dass jeweils eine Anpassung an das individuelle Leistungs- und Aktivitätsniveau des Patienten stattfindet.

Es finden sich in dieser Zusammenstellung vier Gliederungspunkte. Sinnvoll erscheint es Sozialkontakte, körperliche Aktivität, Genuss und individuelle Hobbys bzw. Interessen bei der Aktivierung einzubeziehen. Unter den Gliederungspunkten sind jeweils Beispiele für Aktivitäten aufgeführt, die jedoch keinesfalls als erschöpfend angesehen werden müssen. Vielmehr sollte es das Ziel sein für den betreffenden Patienten eine individuelle Auflistung zu erreichen, wobei der hier gewählten Darstellung lediglich die Funktion eines Leitfadens mit Berechtigung zur Ergänzung zukommt. Weitere Anregungen können aus dem aktuellen Tagesablauf, den Umgebungsmöglichkeiten usw. gewonnen werden. Dabei sind Aktivitäten, die mit Sozialkontakten verbunden sind, nicht grundsätzlich höher einzustufen (Adler et al. 2003). Weiterhin ist die Frage nach zuvor aufgegebenen Aktivitäten und Beschäftigungen und den Gründen dafür zu stellen.

An dieser Stelle wird der Wochenplan für die kommenden Tage bis zur nächsten Therapiesitzung erarbeitet.

Verfahren der Stimuluskontrolle

Das in der zurückliegenden Therapiestunde erarbeitete Bedingungsmodell der Angst wird zusammen mit dem Patienten erneut erörtert. Dabei wird insbesondere geprüft, ob sich therapeutische Ansatzpunkte für Verfahren der Stimuluskontrolle ergeben. Dies ist vor allem dann der Fall, wenn sich Stimuli explizit identifizieren lassen oder gar eine phobische Störung vorliegt.

Als verhaltenstherapeutische Verfahren zur Stimuluskontrolle kommen grundsätzlich infrage: Angstbewältigungstraining, systematische Desensibilisierung, graduierte Löschung, Exposition und Reaktionsverhinderung oder Reizüberflutungstraining.

Von diesen aufgeführten Interventionen wird im Rahmen des Programms aufgrund der depressiven Leitsymptomatik und der zeitlichen Begrenztheit das Angstbewältigungstraining durchgeführt. Sollte sich die Notwendigkeit für eines der anderen Verfahren der Stimuluskontrolle ergeben, müsste dieses außerhalb des Programms durchgeführt werden.

Angstbewältigung

Dem Angstbewältigungstraining liegt die Annahme zu Grunde, dass Angst ein erlerntes Verhalten darstellt, das durch Gegenkonditionierung auch wieder gelöscht werden kann (Barlow 1988). Dies wird therapeutisch genutzt, in dem man zunächst den Patienten die Angst auslösende Situation in sensu erleben lässt. Dazu wird er aufgefordert, sich die Situation unter Leitung des Therapeuten möglichst genau vorzustellen und dabei das Aufkommen der Angst ganz bewusst wahrzunehmen. Um diesem Vorgang dann entgegenzuwirken, wird nun auf das bereits etablierte PMR-Verfahren zurückgegriffen. Die Übungen werden verwendet, um die stimulusinduzierte Angst wieder langsam zu reduzieren und somit durch Wiederholung ein stetiges Verlernen der Angstreaktion zu erreichen (Butler et al. 1987; Clark 1990).

Falls sich keine spezifische Angst auslösende Situation identifizieren lässt, wird der Patient dazu aufgefordert, sich einen für ihn charakteristischen Angstzustand vorzustellen. Diese Vorstellung wird falls erforderlich vom Therapeuten suggestiv hergestellt.

Vorgehen im Detail:
- Erläuterung des lerntheoretischen Hintergrundes
- Erläuterung des weiteren Vorgehens (möglichst detailgetreue Vorstellung der Angst auslösenden Situation, entsprechendes Wahrnehmen der Angst, PMR)

- detailgetreues Evozieren der Angst auslösenden Situation mittels Suggestion durch den Therapeuten
- Erfragen der angstbegleitenden Symptome und Kognitionen; Anhalten zum präzisen Berichten über die aufkommende Angst
- vom Therapeuten angeleitetes Verharren in der Angst, bis diese stabil bleibt oder gar leicht abnimmt
- Einsatz der PMR-Technik
- Unmittelbar nach Beendigung der Entspannungsübungen den Patienten nach den erlebten Veränderungen befragen; die Wahrnehmung der durch PMR erzielten Verbesserungen unterstützen
- Loben (für den Mut und die Einsatzbereitschaft)!

Im Anschluss erfolgt eine Nachbesprechung der Übung. Die positive Wirkung der PMR im Hinblick auf die zuvor ausgelöste Angstsymptomatik wird mit dem Patienten eingehend besprochen mit dem Ziel sie in seinem Erfahrungs-Repertoire zu verankern. Dem Patienten wird das eben durchgeführte Angstbewältigungstraining als Modell für zukünftige angsterfüllte Situationen vermittelt.

Hausaufgabe

Hausaufgabe für den Patienten:
- PMR zur Angstbewältigung anwenden
- möglichst detailliertes Führen des Wochenplans
- PMR üben

6. Stunde

Besprechung des Wochenplans und Aktivierung

Der Therapeut lässt sich vom Patienten erneut den Wochenplan vorlegen. Die bei der letzten Therapiesitzung festgelegten Aktivitäten werden im Detail besprochen. Dabei werden die ausgeführten Aktivitäten vom Therapeuten im Wochenplan mit einem roten Stift abgehakt. Weiterhin sollen die Aktivitäten, die der Patient selbstständig nach der Therapiestunde in den Plan eingetragen hat ebenfalls besprochen und abgehakt werden. Aktivitäten, die der Patient eigenständig ausgeführt und eingetragen hat, sollen in besonderem Maß aufgegriffen und gelobt werden. Es wird nach weiteren nicht im Wochenplan aufgeführten Aktivitäten gefragt; diese werden gegebenenfalls besprochen und nachträglich eingetragen.

Berichtet der Patient darüber, die in der letzten Therapiestunde vorbesprochenen und eingetragenen Aktivitäten nicht oder nicht vollständig ausgeführt zu haben, werden die Umstände und Details der entsprechenden Situation eingehend besprochen. Bei nicht ausgeführten Aktivitäten unterbleibt das Lob durch den Therapeuten und der entsprechende Eintrag im Wochenplan wird durchgestrichen.

Im Anschluss erfolgt die Planung der Aktivitäten für die kommenden Tage bis zur nächsten Therapiesitzung. Abhängig vom Aktivitätsniveau und der bisher gezeigten Mitarbeit entscheidet der Therapeut, in welchem Maß er ermutigend und direktiv bei der Gestaltung des Wochenplans eingreift.

Es wird erneut auf den Explorationsleitfaden angenehmer Tätigkeiten (s. S. 142 f.) eingegangen.

Außerdem wird der Patient gefragt, ob er PMR geübt hat. Falls seit der letzten Therapiestunde ein Angstzustand aufgetreten ist, wird er gefragt, ob er PMR erfolgreich anwenden konnte. Falls dies der Fall war, wird er gelobt und in der weiteren Verwendung der PMR bestärkt. Falls die Anwendung von PMR unwirksam war, missglückt ist oder der Patient das Verfahren überhaupt nicht verwendet hat, wird dies eingehend durchgesprochen. Dabei stellt sich im Allgemeinen ein Übungsdefizit bei der PMR als ursächlich heraus. Der Patient wird zu intensiverem Üben des Verfahrens motiviert. Eine weitere Übung findet am Ende der Stunde statt.

Verfahren zur Kontrolle der Konsequenzen

Das bereits erarbeitete Bedingungsmodell der Angst wird zusammen mit dem Patienten erneut erörtert. Dabei wird insbesondere geprüft, ob sich therapeutische Ansatzpunkte für Verfahren der Konsequenzkontrolle ergeben.

Verfahren der Konsequenzkontrolle bieten sich insbesondere dann an, wenn Verstärkung ein wesentlicher symptombedingender oder -aufrechterhaltender Faktor ist. Dies kann z. B. der Fall sein, wenn das Auftreten eines Angstanfalls zu dem (auch unabhängig davon) als angenehm empfundenen Besuch eines Verwandten führt. Auf dem Weg des operanten Konditionierens kann es so zu einer Erhöhung der Auftretenswahrscheinlichkeit der Angstanfälle kommen.

Als verhaltenstherapeutische Verfahren zur Konsequenzkontrolle kommen grundsätzlich infrage: reaktionskontingente Verstärkung, operante Löschung, Kontingenz-Management, Token-Economics, Bestrafungsverfahren, „time-out: response-cost".

Von den aufgeführten Interventionen wird im Rahmen des Programms die reaktionskontingente Verstärkung erwünschten Verhaltens durchgeführt. Nicht konsequent genug durchführbar erscheint eine operante Löschung des Verhaltens durch Entzug des Verstärkers; es kann zu einem intermittierenden Verstärken mit einer Fixierung der Symptomatik kommen. Sollte sich bei eingehender Prüfung dennoch die Notwendigkeit für eines der anderen Verfahren der Konsequenzkontrolle ergeben, müsste dieses außerhalb des Programms durchgeführt werden.

Der Patient wird für den erwünschten Umgang mit der Angst (Beschwerden aushalten, PMR in Angstsituationen anwenden) zunächst positiv durch Anerkennung und Lob des Therapeuten verstärkt. Im Weiteren wird angestrebt, dass dem Patienten die in den Angstsituationen zunehmend erworbene Kompetenz verdeutlicht wird, somit als interner positiver Verstärker wirkt und das Lob des Therapeuten ersetzt. Auf diesem Weg soll auf Dauer das Verhalten des Patienten wieder unter seine eigene Kontrolle kommen. („*Ich bin stolz auf Sie.*" → „*Sie können stolz auf sich sein.*" → „Ich (Patient) bin stolz auf mich.")

Progressive Muskelrelaxation

Am Ende der Stunde wird PMR (wie auf S. 36 ff. beschrieben) erneut geübt. Dabei wird gegebenenfalls auf die zu Beginn der Therapiesitzung angesprochenen Schwierigkeiten eingegangen.

Hausaufgabe

Hausaufgabe für den Patienten:
- PMR üben
- PMR zur Angstbewältigung anwenden
- möglichst detailliertes Führen des Wochenplans

7. Stunde

Besprechung des Wochenplans und Aktivierung

Der Therapeut lässt sich vom Patienten erneut den Wochenplan vorlegen. Die bei der letzten Therapiesitzung festgelegten Aktivitäten werden im Detail besprochen. Dabei werden die ausgeführten Aktivitäten vom Therapeuten im Wochenplan mit einem roten Stift abgehakt. Weiterhin sollen die Aktivitäten, die der Patient selbstständig nach der Therapiestunde in den Plan eingetragen hat ebenfalls besprochen und abgehakt werden. Aktivitäten, die der Patient eigenständig ausgeführt und eingetragen hat, sollen in besonderem Maß aufgegriffen und gelobt werden. Es wird nach weiteren nicht im Wochenplan aufgeführten Aktivitäten gefragt; diese werden gegebenenfalls besprochen und nachträglich eingetragen.

Berichtet der Patient darüber, die in der letzten Therapiestunde vorbesprochenen und eingetragenen Aktivitäten nicht oder nicht vollständig ausgeführt zu haben, werden die Umstände und Details der entsprechenden Situation eingehend besprochen. Bei nicht ausgeführten Aktivitäten unterbleibt das Lob durch den Therapeuten und der entsprechende Eintrag im Wochenplan wird durchgestrichen.

Im Anschluss erfolgt die Planung der Aktivitäten für die kommenden Tage bis zur nächsten Therapiesitzung. Abhängig vom Aktivitätsniveau und der bisher gezeigten Mitarbeit entscheidet der Therapeut, in welchem Maß er ermutigend und direktiv bei der Gestaltung des Wochenplans eingreift.

Es wird erneut auf den Explorationsleitfaden angenehmer Tätigkeiten (s. S. 142 f.) eingegangen.

Außerdem wird der Patient gefragt, ob er PMR geübt hat. Falls seit der letzten Therapiestunde ein Angstzustand aufgetreten ist, wird er gefragt, ob er PMR erfolgreich anwenden konnte. Falls dies der Fall war, wird er gelobt und in der weiteren Verwendung der PMR bestärkt. Falls die Anwendung von PMR unwirksam war, missglückt ist oder der Patient das Verfahren überhaupt nicht verwendet hat, wird dies eingehend durchgesprochen. Dabei stellt sich im Allgemeinen ein Übungsdefizit bei der PMR als ursächlich heraus. Es wird mit dem Patienten ein intensiveres Üben dieses Verfahrens abgesprochen und auf die PMR-Übung am Ende dieser Therapiestunde verwiesen.

GAS überprüfen

Der Patient weist seine Therapiemappe vor. Es werden die Therapieziele, ihre Einstufung und der aktuelle Stand nach dem GAS zusammen mit dem Patienten überprüft. Es erfolgt im Gespräch mit dem Patienten eine Bewertung des aktuellen Zustandes. Dabei wird auf die eingangs vereinbarten Themen und Stufen Bezug genommen. Im GAS-Plan wird die erreichte Stufe mit einem orangefarbenen Textmarker angestrichen.

Der Therapeut hebt das Erreichte hervor, zeigt dem Patienten auch kleinste Fortschritte auf. An dieser Stelle wird erneut die Motivation des Patienten gestärkt.

Die nächste und letzte Überprüfung wird am Ende des Therapieprogramms (12. Stunde) vorgenommen.

Kognitionen zur Angst

Das bereits erarbeitete Bedingungsmodell der Angst wird zusammen mit dem Patienten erneut erörtert. Dabei wird insbesondere geprüft, ob sich therapeutische Ansatzpunkte für Verfahren der kognitiven Umstrukturierung ergeben.

Verfahren der kognitiven Umstrukturierung bieten sich insbesondere dann an, wenn dysfunktionale Kognitionen ein wesentlicher symptombedingender oder -aufrechterhaltender Faktor sind. In diesem Fall spielen dysfunktionale wiederkehrende katastrophisierende Gedanken eine Rolle bei der Angstsymptomatik.

Als verhaltenstherapeutische Verfahren zur kognitiven Umstrukturierung kommen grundsätzlich infrage: Kognitive Therapie nach Beck, verdecktes Konditionieren, Rational-Emotive-Therapie, Problemlösetraining, Selbstinstruktionstraining, Stressimpfungstraining.

Von den aufgeführten Interventionen werden im Rahmen des Programms einige Elemente der Kognitiven Therapie nach Beck (Beck 1974; Beck et al. 1981) angewandt. Dies erscheint aus zeitökonomischen Gründen sowie aufgrund der guten Durchführbarkeit bei älteren Patienten am geeignetsten. Sollte sich bei eingehender Prüfung dennoch Anhalt dafür ergeben, dass eines der anderen Verfahren zur kognitiven Umstrukturierung geeigneter ist, müsste dieses außerhalb des Programms durchgeführt werden.

Dazu wird der Patient aufgefordert seine in Zusammenhang mit der Angst stehenden Gedanken zu verbalisieren. Der Therapeut unterstützt den Patienten dabei durch Nachfragen und Ermutigung, achtet darauf, dass Gedanken – nicht Stimmungen oder Körperwahrnehmungen – berichtet werden. Es ist zu empfehlen, dass diese Gedanken möglichst konkret und detailliert ausformuliert werden (sämtliche schmerzhaften, peinlichen, bedrohlichen Einzelheiten).

Der Therapeut rekapituliert und strukturiert die geäußerten Kognitionen. Diese werden dem Patienten als Teil seiner Angstsymptomatik gedeutet. Der dysfunktionale, automatische Charakter dieser Kognitionen wird erläutert. Im Folgenden findet die Auseinandersetzung mit diesen Gedanken statt. Im sokratischen Dialog werden sie auf ihre Rationalität und Realitätsnähe überprüft. (*„Woher wissen Sie das?" „Ist das tatsächlich so?"*). Es wird eine Entkatastrophisierung und Umattribuierung angestrebt; die Entwicklung von alternativen Gedanken wird gefördert. (*„Kann es auch sein, dass ...?"*). Die neu erworbenen Gedanken und Bewertungen sollen ins kognitive Repertoire aufgenommen und in den nächsten Angstzuständen den dysfunktionalen Gedanken entgegengesetzt werden. Der Patient wird ausdrücklich angehalten und ermutigt auf seine automatischen Kognitionen zu achten und die erarbeitete Strategie anzuwenden.

Zusammenfassung der verhaltenstherapeutischen Aspekte der Angst

Die Inhalte aus Block A (Sitzungen 4–7) werden individuell auf den Patienten bezogen und zusammengefasst: Bedingungsmodell der Angst, Stimuluskontrolle, Konsequenzkontrolle, Kognitionen zur Angst. Es folgt die Reflexion und Erläuterung der für den Patienten relevanten und hilfreichen Strategien. Er wird für ihre weitere Anwendung instruiert.

Progressive Muskelrelaxation

Am Ende der Stunde wird PMR erneut geübt. Dabei wird gegebenenfalls auf die zu Beginn der Therapiesitzung angesprochenen Schwierigkeiten eingegangen.

Hausaufgabe

Hausaufgabe für den Patienten:
- PMR üben
- PMR zur Angstbewältigung anwenden
- möglichst detailliertes Führen des Wochenplans

Hausaufgabe für den Therapeuten:
- geeigneten Baustein aus Block B auswählen

2.3 Block A: Thema „Körperliche Beschwerden"

4. Stunde

Besprechung des Wochenplans

Der Therapeut lässt sich vom Patienten den Wochenplan vorlegen. Die bei der letzten Therapiesitzung festgelegten Aktivitäten werden im Detail besprochen. Dabei werden die ausgeführten Aktivitäten vom Therapeuten im Wochenplan mit einem roten Stift abgehakt. Weiterhin sollen die Aktivitäten, die der Patient selbstständig nach der Therapiestunde in den Plan eingetragen hat ebenfalls besprochen und abgehakt werden. Aktivitäten, die der Patient eigenständig ausgeführt und eingetragen hat, sollen in besonderem Maß aufgegriffen und gelobt werden. Es wird nach weiteren nicht im Wochenplan aufgeführten Aktivitäten gefragt; diese werden gegebenenfalls besprochen und nachträglich eingetragen.

Berichtet der Patient darüber, die in der letzten Therapiestunde vorbesprochenen und eingetragenen Aktivitäten nicht oder nicht vollständig ausgeführt zu haben, werden die Umstände und Details der entsprechenden Situation eingehend besprochen. Bei nicht ausgeführten Aktivitäten unterbleibt das Lob durch den Therapeuten und der entsprechende Eintrag im Wochenplan wird durchgestrichen.

Im Anschluss erfolgt die Planung der Aktivitäten für die kommenden Tage bis zur nächsten Therapiesitzung. Abhängig vom Aktivitätsniveau und der bisher gezeigten Mitarbeit entscheidet der Therapeut, in welchem Maß er freundlich, ermutigend und direktiv bei der Gestaltung des Wochenplans eingreift.

Therapieziele rekapitulieren

Es werden kurz die Therapieziele, ihre Einstufung und der aktuelle Stand nach der GAS zusammen mit dem Patienten überprüft und präzisiert, insbesondere unter Berücksichtigung der körperlichen Erkrankungen und Einschränkungen. Die nächste Überprüfung wird beim Abschluss des Blocks A (7. Stunde) vorgenommen.

Bedingungsmodell der körperlichen Beschwerden ausarbeiten

Der nächste Schritt ist die Ausarbeitung eines Bedingungsmodells der körperlichen Beschwerden. Darunter versteht man die Zusammenfassung der für Symptomentstehung und -aufrechterhaltung wesentlichen Faktoren und ihrer Wechselwirkungen. Dabei werden insbesondere folgende Einflussfaktoren auf die körperlichen Beschwerden mit dem Patienten erörtert:
- körperliche Erkrankungen
- Nebenwirkungen der wegen der körperlichen Erkrankungen eingenommenen Medikamente
- sensorische Deprivation, vor allem durch Seh- und Hörstörungen, aber auch Beeinträchtigung anderer Sinnesqualitäten (durch Verminderung des sensorischen Zustroms fokussiert sich die Aufmerksamkeit auf körperliche Wahrnehmungen)
- Inaktivität, auch als Folge der Funktionseinschränkungen bei körperlicher Morbidität, kann zu Erlebnisarmut und Fokussierung auf körperliche Wahrnehmungen führen
- ängstliche Selbstbeobachtung
- Depressivität (mit der Folge der Verstärkung der Wahrnehmung der körperlichen Beschwerden sowie Somatisierung als Symptom der Depression)
- Konsequenzen (sekundärer Krankheitsgewinn durch Beachtung, Versorgung oder Kontakt)

Bei der Erstellung des Bedingungsmodells wird nach dem folgenden Schema vorgegangen:
- Ursachen bzw. Auslöser identifizieren
- Auswirkungen der Auslöser explorieren und den verschiedenen Ebenen (Kognitionen, Emotionen, Körperebene, Verhalten) zuordnen
- Lerngeschichte herausarbeiten und hinsichtlich der jetzigen Beschwerden überprüfen
- Bedeutung (Funktionalität) der Beschwerden schrittweise explorieren und diskutieren (z. B. Vermeidung von Kränkungen, Sicherung der Bindung zu bestimmten Personen der Umwelt)
- Konsequenzen des vom Patienten gezeigten Verhaltens erarbeiten und diskutieren (kurzfristige und langfristige Auswirkungen, negative und positive Verstärker)

Nun und in der folgenden Stunde ist es Ziel auf der Grundlage der gewonnenen Erkenntnisse mit dem Patienten ein akzeptables Bedingungsmodell seiner körperlichen Beschwerden zu erarbeiten. Es ist darauf zu achten, dass die empfundenen Beschwerden durch den Therapeuten ernst genommen werden und der Patient sich verstanden und akzeptiert fühlt. Nur so ist es möglich, auch heikle Themen wie z. B. die symptombedingende Wirkung der Konsequenzen angemessen zu berücksichtigen. Es soll vermieden werden, den Patienten in eine Verteidigungsstellung zu drängen, die das therapeutische Bündnis gefährdet.

Information über körperliche Krankheiten

Medizinische oder diätetische Fragen, die sich während der Entwicklung des Bedingungsmodells der körperlichen Beschwerden ergeben, werden – soweit in diesem Rahmen möglich – beantwortet. Falls erforderlich wird der Patient an die entsprechenden kompetenten Stellen verwiesen.

Progressive Muskelrelaxation

Im Rahmen der Depressionsbehandlung ist der Einsatz von Entspannungsverfahren äußerst empfehlenswert. Die Auswirkungen z. B. auf Ängste, Angespanntheit, das kardiovaskuläre und auch das vegetative System sind vielfach nachgewiesen. Innerhalb dieses Programms soll eine altersspezifische Kurzform der Progressiven Muskelrelaxation (PMR) Anwendung finden. Generell wird bei PMR die Entspannung durch eine Reduktion des neuromuskulären Tonus erreicht. Diese Reduktion wird bewirkt durch ein gezieltes Anspannen und Entspannen einzelner Muskelgruppen. Dieses Verfahren ist seit langer Zeit bewährt und wird vielfältig eingesetzt.

Hier sei nun eine Kurzform speziell für ältere Patienten dargestellt. PMR erscheint im Vergleich zu anderen Entspannungsverfahren wie z. B. dem ebenfalls sehr verbreiteten Autogenen Training vor allem sinnvoll im Hinblick auf die hohe Aktivierungsfunktion des Verfahrens. Die Erfahrung zeigt, dass ältere Patienten mit dem detailliert vorgegebenen PMR-Protokoll besser zurechtkommen als mit dem „sich fallen lassen" im Autogenen Training.

Grundsätzliches
- kurze Erklärung und Einführung (Fokussierung auf die Körpersensationen, Lenkung der Aufmerksamkeit nach innen, Induktion von Ruhe und Entspannung, Anwendung bzw. Übung zu Hause als Hausaufgabe)
- räumliche Situation entsprechend herrichten; z. B. leichte Verdunkelung, Wegrücken vom Tisch usw.
- bequeme Sitzhaltung
- Augen geschlossen (außer es wird als unangenehm empfunden, dann „ins Leere blicken")

- bei Brillenträgern ist das Absetzen der Brille empfehlenswert
- Anspannungsphasen etwa 5 bis 10 Sekunden, Entspannung etwa 30 Sekunden
- auf eventuelle „Nebenwirkungen" hinweisen (Magenknurren, Flatulenz usw.)
- auf eventuelle äußere Störungen vorbereiten
- Stimmmodulation beim Vortragen des Therapeuten deutlich, ruhig und gleichmäßig; adäquate Pausen einfügen

Bei älteren Patienten besonders beachten
- Anspannung soll maßvoll erfolgen (Überanstrengung grundsätzlich vermeiden)!
- bei Beschwerden in bestimmten Körperregionen die betreffenden Muskelgruppen aussparen
- Indikation bei Patienten mit Erkrankungen des Bewegungsapparates, neurologischen Erkrankungen (Morbus Parkinson, Zustand nach Schlaganfall) oder Herz-Kreislauf-Erkrankungen (Herzinfarkt, arterielle Hypertonie) differenziert überprüfen
- bei Schwerhörigkeit deutlichen aber beruhigenden Tonfall und Lautstärke wählen
- sorgfältiges Zurücknehmen der Entspannung (Zeit lassen, Schritt für Schritt), behutsamer Abschluss

Der Patient ist angehalten, auch außerhalb der Therapiestunden die Übungen selbstständig zu Hause durchzuführen. Dies ist ihm als Hausaufgabe aufzutragen. Die oftmals zur Unterstützung eingesetzten Entspannungs-CDs mit Musik oder Texten sind bei den Älteren eher nicht empfehlenswert, allein schon das für sie wenig vertraute Medium hemmend wirken kann.

Zu Beginn der Entspannungsübungen in der ersten Therapiesitzung sollte eine kurze Einführung erfolgen, die dem Patienten das Verfahren und dessen Zweck näher bringt. Hierfür soll sich der Therapeut ausreichend Zeit nehmen. Der Erfolg ist in hohem Maße abhängig von der Bereitschaft des Patienten, sich auf das Verfahren einzulassen und die Introspektion und Konzentration in möglichst großem Umfang zuzulassen und zu erzeugen.

Übungsprotokoll
1. rechter Arm
2. linker Arm
3. Schultern
4. Rumpf (Bauch- und Rückenmuskeln)
5. rechtes Bein (inkl. Gesäß)
6. linkes Bein (inkl. Gesäß)

(Zeitbedarf: etwa 7 Minuten)

2 Das VEDIA-Programm

Instruktionen (Vorschlag)

Pausen markiert durch [...])

„Bitte nehmen Sie eine bequeme Sitzhaltung ein. Stellen Sie ihre Beine gerade auf den Boden und legen Sie ihre Hände in den Schoß. Schließen Sie Ihre Augen. [...] Ich sage Ihnen gleich, Sie sollen bestimmte Muskeln Ihres Körpers anspannen und dann wieder entspannen. Tun Sie das aber immer nur soweit, wie es Ihnen gut tut, es soll nicht unangenehm sein. Sie bestimmen, wie weit und wie lange Sie anspannen. [...] Dann beginnen wir.

Spüren Sie bitte Ihren rechten Arm. Wie fühlt er sich an? Welche Temperatur hat er? Konzentrieren Sie sich auf den rechten Arm. [...] Ballen Sie ihre rechte Hand zu einer Faust und spannen Sie dabei den ganzen Unterarm und den Oberarm an. Sie können den Arm dabei anwinkeln. [...] Lassen Sie jetzt langsam wieder los und spüren Sie, wie die Anspannung aus dem Arm Stück für Stück verschwindet. [...] Sie können den Unterschied spüren. Im Oberarm [...], im Unterarm [...], in der Hand. Lassen Sie sich Zeit und spüren Sie es genau. [...]

Konzentrieren Sie sich nun auf den anderen Arm. Spüren Sie, wie er sich anfühlt. [...] Ballen Sie ihre linke Hand zu einer Faust und spannen Sie dabei den ganzen Arm an, erst den Unterarm [...] und dann den Oberarm. Winkeln Sie den Arm dabei an. [...] Lassen Sie jetzt ganz langsam wieder los und spüren Sie, wie die Anspannung aus dem Arm langsam verschwindet. [...] Sie können spüren, wie sich alles nach und nach entspannt. Im Oberarm [...], im Unterarm [...], in der Hand. [...]

Kommen wir nun zu den Schultern. [...] Wie fühlen sich Ihre Schultern an? [...] Ziehen Sie jetzt beide Schultern nach oben, so als wollten Sie mit den Achseln zucken. Achten Sie auf die Anspannung in Ihren Schultern und im Rücken. [...] Senken Sie die Schultern langsam und achten Sie darauf, wie die Spannung entweicht. [...] Aus dem Nacken, [...] aus den Schultern, [...] aus dem Rücken. [...] Genießen Sie das Gefühl, die Schultern einfach nur hängen zu lassen. [...] Probieren Sie mal, ob Sie Ihre Schulter noch etwas mehr hängen lassen können, ganz entspannt. [...]

Konzentrieren Sie sich nun bitte auf den Rumpf. Wie fühlt sich der Bauch an, wie der Rücken? [...] Wie ist es mit den Bauchmuskeln? Spüren Sie, wie sie sich anfühlen. [...] Spannen Sie nun den Rücken an, indem Sie die Schulterblätter nach hinten ziehen, zur Wirbelsäule hin. Und spannen Sie jetzt gleichzeitig die Bauchmuskeln an. [...] Fühlen Sie die Anspannung. [...] Die Spannung im Bauch. [...] Im Rücken. [...] Kehren Sie langsam wieder in die Ausgangsposition zurück. Entspannen Sie den Rücken nach und nach, und auch den Bauch. Konzentrieren Sie sich auf das Gefühl, wie die Spannung entweicht. [...] Achten Sie auf das angenehme Gefühl, wenn die Spannung gänzlich verschwunden ist. [...]

Nun kommen wir zu den Beinen. Wie fühlt sich das rechte Bein an? [...] Spüren Sie, wie es auf dem Boden aufsteht. [...] Spannen Sie jetzt die Gesäßmuskeln und das rechte Bein an, den Oberschenkel und den Unterschenkel. [...]

Ziehen Sie auch die Fußspitzen nach oben. [...] Spüren Sie die Spannung im gesamten Bein. Von den Zehenspitzen bis zur Hüfte. [...] Und wieder langsam entspannen. Stück für Stück. Erst die Zehen senken, das Bein wieder lockern. Spüren und genießen Sie, wie die Spannung langsam verschwindet. [...]

Und wie fühlt sich das linke Bein an? Fühlen Sie den Unterschied zum rechten? [...] Spannen Sie die Gesäßmuskeln und das rechte Bein an, den Oberschenkel und den Unterschenkel. Ziehen Sie die Fußspitzen nach oben. [...] Spüren Sie die Spannung im Bein. Im gesamten Bein. [...] Und wieder langsam entspannen. Stück für Stück. Erst die Zehen senken, dann das Bein wieder entspannen. Spüren und genießen Sie, wie die Spannung langsam verschwindet und alles lockerer wird. [...] Fühlt sich das Bein anders an als das rechte? [...]

Lassen Sie uns die Übung jetzt beenden. Ziehen Sie dafür ihre Arme an den Körper und beugen Sie fest, danach strecken Sie sie ganz weit aus. Räkeln Sie sich, als wären Sie gerade aufgewacht. [...] Strecken Sie auch die Beine aus, bewegen Sie sich ein bisschen. Atmen Sie tief durch und öffnen Sie dabei die Augen."

Nachbesprechung

Nach Beendigung der Übungen wird der Patient nach seinen Eindrücken befragt:
- *"Wie haben Sie es empfunden?"*
- *"Fühlen sich Ihre Gliedmaßen leichter oder schwerer an, ist es Ihnen wärmer oder kälter geworden?"*
- *"Was hat sich sonst verändert?"*
- *"Hatten Sie Schwierigkeiten mit bestimmten Übungen?"*

Besonders darauf geachtet werden soll, dass keine Fokussierung auf die beklagten Beschwerden stattfindet.

Falls während der Übungen Probleme aufgetreten sein sollten, werden diese mit dem Patienten besprochen. Eventuell wird dem Patienten empfohlen, Teile der Übungen zu überspringen bzw. die Anspannung zu verringern.

Hausaufgabe

Hausaufgabe für den Patienten:
- Überdenken der Einflussfaktoren auf seine körperlichen Beschwerden (*"Wann sind ihre Beschwerden besser oder schlechter?" "Was kann dazu geführt haben?"*)
- möglichst detailliertes Führen des Wochenplans
- PMR üben

Hausaufgabe für den Therapeuten:
- individuelles Bedingungsmodell der körperlichen Beschwerden überdenken im Hinblick auf Vertiefungsmöglichkeiten sowie die therapeutische Bedeutung für die Aktivierung, Kompensation, Selektion und Optimierung (s. Stunden 5–7).

5. Stunde

Besprechung des Wochenplans

Der Therapeut lässt sich vom Patienten erneut den Wochenplan vorlegen. Die bei der letzten Therapiesitzung festgelegten Aktivitäten werden im Detail besprochen. Dabei werden die ausgeführten Aktivitäten vom Therapeuten im Wochenplan mit einem roten Stift abgehakt. Weiterhin sollen die Aktivitäten, die der Patient selbstständig nach der Therapiestunde in den Plan eingetragen hat, ebenfalls besprochen und abgehakt werden. Aktivitäten, die der Patient eigenständig ausgeführt und eingetragen hat, sollen in besonderem Maß aufgegriffen und gelobt werden. Es wird nach weiteren nicht im Wochenplan aufgeführten Aktivitäten gefragt; diese werden gegebenenfalls besprochen und nachträglich eingetragen.

Detailliert soll der Verlauf der Beschwerden erfragt werden, besonders im Zusammenhang mit bestimmten Aktivitäten wird deren Ausprägung überprüft (*„Wie war's mit Ihren Beschwerden im Zusammenhang mit dieser Aktivität?"*).

Berichtet der Patient darüber, die in der letzten Therapiestunde vorbesprochenen und eingetragenen Aktivitäten nicht oder nicht vollständig ausgeführt zu haben, werden die Umstände und Details der entsprechenden Situation eingehend besprochen. Bei nicht ausgeführten Aktivitäten unterbleibt das Lob durch den Therapeuten und der entsprechende Eintrag im Wochenplan wird durchgestrichen.

Aktivierung (Liste angenehmer Tätigkeiten)

Im Anschluss erfolgt die Planung der Aktivitäten für die kommenden Tage bis zur nächsten Therapiesitzung. Abhängig vom Aktivitätsniveau und der bisher gezeigten Mitarbeit entscheidet der Therapeut, in welchem Maß er ermutigend und direktiv bei der Gestaltung des Wochenplans eingreift.

Zur Identifikation von Interessen und möglichen auszuführenden Aktivitäten wurde ein Explorationsleitfaden für die Feststellung angenehmer Tätigkeiten (s. S. 142 f.) zusammengestellt. Dabei ist vor allem darauf zu achten, dass jeweils eine Anpassung an das individuelle Leistungs- und Aktivitätsniveau des Patienten stattfindet.

Es finden sich in dieser Zusammenstellung vier Gliederungspunkte. Sinnvoll erscheint es Sozialkontakte, körperliche Aktivität, Genuss und individuelle Hobbys bzw. Interessen bei der Aktivierung einzubeziehen. Unter den Gliederungspunkten sind jeweils Beispiele für Aktivitäten aufgeführt, die jedoch keinesfalls als erschöpfend angesehen werden müssen. Vielmehr sollte es das Ziel sein, für den betreffenden Patienten eine individuelle Auflistung zu erreichen, wobei der hier gewählten Darstellung lediglich die Funktion eines Leitfadens mit Berechtigung zur Ergänzung zukommt. Weitere Anregungen können aus dem aktuellen Tagesablauf, den Umgebungsmöglichkeiten usw. gewonnen werden. Dabei sind Aktivitäten, die mit Sozialkontakten verbunden sind, nicht grundsätzlich höher einzustufen (Adler et al. 2003). Weiterhin ist die Frage nach zuvor aufgegebenen Aktivitäten und Beschäftigungen und den Gründen dafür zu stellen.

An dieser Stelle wird der Wochenplan für die kommenden Tage bis zur nächsten Therapiesitzung erarbeitet.

Bedingungsmodell der körperlichen Beschwerden weiter ausarbeiten

Der nächste Schritt ist die weitere Ausarbeitung des Bedingungsmodells der körperlichen Beschwerden. Der in der vorhergehenden Therapiestunde erreichte Stand wird rekapituliert. Besonders relevante Bereiche werden vertieft.

Die für die Symptomentstehung und -aufrechterhaltung relevanten Faktoren werden zusammen mit dem Patienten in dem Bedingungsmodell der körperlichen Beschwerden zusammengefasst. Dieses Modell und die sich daraus ergebenden verhaltenstherapeutischen Ansatzpunkte müssen für den Patienten nachvollziehbar und akzeptabel sein.

Am Ende der Stunde wird PMR (wie auf S. 50 ff. beschrieben) erneut geübt. Dabei wird gegebenenfalls auf die zu Beginn der Therapiesitzung angesprochenen Schwierigkeiten eingegangen.

Hausaufgabe

> **Hausaufgabe für den Patienten:**
> - Überdenken der Einflussfaktoren auf seine körperlichen Beschwerden (*„Wann sind Ihre Beschwerden besser oder schlechter?" „Was kann dazu geführt haben?"*)
> - möglichst detailliertes Führen des Wochenplans
> - PMR üben

> **Hausaufgabe für den Therapeuten:**
> - individuelles Bedingungsmodell der körperlichen Beschwerden überdenken im Hinblick auf die therapeutische Bedeutung für die Aktivierung, Kompensation, Selektion und Optimierung (s. Stunden 6–7).

6. Stunde

Besprechung des Wochenplans und Aktivierung

Der Therapeut lässt sich vom Patienten erneut den Wochenplan vorlegen. Die bei der letzten Therapiesitzung festgelegten Aktivitäten werden im Detail besprochen. Dabei werden die ausgeführten Aktivitäten vom Therapeuten im Wochenplan mit einem roten Stift abgehakt. Weiterhin sollen die Aktivitäten, die der Patient selbstständig nach der Therapiestunde in den Plan eingetragen hat, ebenfalls besprochen und abgehakt werden. Aktivitäten, die der Patient eigenständig ausgeführt und eingetragen hat, sollen in besonderem Maß aufgegriffen und gelobt werden. Es wird nach weiteren nicht im Wochenplan aufgeführten Aktivitäten gefragt; diese werden gegebenenfalls besprochen und nachträglich eingetragen.

Detailliert soll der Verlauf der Beschwerden erfragt werden, besonders im Zusammenhang mit bestimmten Aktivitäten wird deren Ausprägung überprüft (*„Wie war's mit Ihren Beschwerden im Zusammenhang mit dieser Aktivität?"*).

Berichtet der Patient darüber, die in der letzten Therapiestunde vorbesprochenen und eingetragenen Aktivitäten nicht oder nicht vollständig ausgeführt zu haben, werden die Umstände und Details der entsprechenden Situation eingehend besprochen. Bei nicht ausgeführten Aktivitäten unterbleibt das Lob durch den Therapeuten und der entsprechende Eintrag im Wochenplan wird durchgestrichen.

Im Anschluss erfolgt die Planung der Aktivitäten für die kommenden Tage bis zur nächsten Therapiesitzung. Abhängig vom Aktivitätsniveau und der bisher gezeigten Mitarbeit entscheidet der Therapeut, in welchem Maß er ermutigend und direktiv bei der Gestaltung des Wochenplans eingreift.

Es wird erneut auf den Explorationsleitfaden angenehmer Tätigkeiten (s. S. 142 f.) eingegangen.

Kognitionen; selektive Optimierung und Kompensation

Zusammen mit dem Patienten erörtert der Therapeut die beim Patienten mit den körperlichen Beschwerden verbundenen Kognitionen. Mit zunehmendem

2.3 Block A: Thema „Körperliche Beschwerden"

Alter kommt es bei körperlichen und geistigen Einschränkungen häufig zu einem vorwiegend negativ betrachteten Altersstereotyp, dem so genannten Defizitmodell des Alterns (Lehr 1979a, 1979b). Dabei aufkommende negative dysfunktionale Gedanken sollen zusammen mit dem Patienten aufgedeckt werden. Wie verarbeitet der Patient seine körperlichen Einschränkungen? Was bedeuten die körperlichen Beschwerden für den Patienten? Empfindet er Scham z. B. wegen seiner selbst wahrgenommenen Inattraktivität oder der möglichen Inkontinenz? Wie geht der Patient mit der eingeschränkten Lebenserwartung um? (*„Was bedeuten diese Beschwerden für Sie?"*).

Der Patient soll lernen seine Grundhaltungen und Erwartungen im Zusammenhang mit Beschwerden zu identifizieren (besonders die, die zu negativen Emotionen führen). Patienten lernen diese Gedanken zu erkennen und sehen daraus hervorgehende Konsequenzen. Eine Veränderung der dysfunktionalen Überzeugung mit gelassener Haltung gegenüber den Beschwerden kann zu einer anderen Bewertung von Symptomen führen (Abbau von Bedrohlichkeit).

Im Zusammenhang mit den gefundenen Kognitionen soll erneut auf die bereits in der zweiten Stunde erhobenen Kontrollüberzeugungen eingegangen werden. Mit dem Patienten wird versucht, eine Einsicht in den subjektiven Charakter der Kontrollüberzeugungen zu erreichen. Patienten bewerten die eigenen Einflussmöglichkeiten häufig als zu gering; der Patient soll dies realisieren und ihm soll seine eigene Kompetenz klar werden. (*„Man kann das auch anders sehen ..."*)

Der Patient soll lernen, mit seinem körperlichen Zustand besser zurecht zu kommen und diesen mehr zu akzeptieren. Einzelne Funktionen des Patienten sind durch den Krankheits- bzw. Alterungsprozess wenig eingeschränkt. Diese können optimiert werden, sodass Verstärkung aus ihnen bezogen werden kann. Die vorhandenen Defizite können dann besser kompensiert werden (selektive Optimierung und Kompensation). Einige Beispiele sind:
- trotz Schultergelenksarthrose können noch schöne Spaziergänge gemacht werden
- trotz Schwerhörigkeit kann dem langjährigen Hobby Schwimmen nachgegangen werden

Dem Patienten wird aufgezeigt, wozu er noch fähig ist, was er noch kann. Die noch vorhandene Kompetenz wird verdeutlicht und eventuell erweitert. Bereiche, in denen der Patient noch Gestaltungsmöglichkeiten und -freiheiten hat, sollen mithilfe des Therapeuten herausgearbeitet werden (seien sie auch noch so klein). Der Patient besitzt in jeder Situation (auch in der denkbar schlimmsten) noch eine gewisse Autonomie und Kontrolle über Dinge. Dies soll dem Patienten klarer werden und so sein Vertrauen in die eigene Beschwerdebewältigungskompetenz steigern (*„Es gibt noch viele Dinge, die Sie selbst bestimmen!"*).

Der Therapeut verstärkt durch wiederholte ausdrückliche Würdigung der Leistung, die der Patient erbringt, indem er seine Beschwerden trägt.

Progressive Muskelrelaxation

Am Ende der Stunde wird PMR (wie auf S. 50 ff. beschrieben) erneut geübt. Dabei wird gegebenenfalls auf die zu Beginn der Therapiesitzung angesprochenen Schwierigkeiten eingegangen.

Hausaufgabe

> Hausaufgabe für den Patienten:
> - Überdenken der Einflussfaktoren auf seine körperlichen Beschwerden (*„Wann sind ihre Beschwerden besser oder schlechter?" „Was kann dazu geführt haben?"*)
> - möglichst detailliertes Führen des Wochenplans
> - PMR üben
>
> Hausaufgabe für den Therapeuten:
> - individuelles Bedingungsmodell der körperlichen Beschwerden überdenken im Hinblick auf die therapeutische Bedeutung für die Aktivierung, Selektion, Optimierung und Kompensation (s. Stunde 7).

7. Stunde

Besprechung des Wochenplans und Aktivierung

Der Therapeut lässt sich vom Patienten erneut den Wochenplan vorlegen. Die bei der letzten Therapiesitzung festgelegten Aktivitäten werden im Detail besprochen. Dabei werden die ausgeführten Aktivitäten vom Therapeuten im Wochenplan mit einem roten Stift abgehakt. Weiterhin sollen die Aktivitäten, die der Patient selbstständig nach der Therapiestunde in den Plan eingetragen hat ebenfalls besprochen und abgehakt werden. Aktivitäten, die der Patient eigenständig ausgeführt und eingetragen hat, sollen in besonderem Maß aufgegriffen und gelobt werden. Es wird nach weiteren nicht im Wochenplan aufgeführten Aktivitäten gefragt; diese werden gegebenenfalls besprochen und nachträglich eingetragen.

Detailliert soll der Verlauf der Beschwerden erfragt werden, besonders im Zusammenhang mit bestimmten Aktivitäten wird deren Ausprägung überprüft (*„Wie war's mit Ihren Beschwerden im Zusammenhang mit dieser Aktivität?"*).

Berichtet der Patient darüber, die in der letzten Therapiestunde vorbesprochenen und eingetragenen Aktivitäten nicht oder nicht vollständig ausgeführt zu haben, werden die Umstände und Details der entsprechenden Situation eingehend besprochen. Bei nicht ausgeführten Aktivitäten unterbleibt das Lob durch den Therapeuten und der entsprechende Eintrag im Wochenplan wird durchgestrichen.

Im Anschluss erfolgt die Planung der Aktivitäten für die kommenden Tage bis zur nächsten Therapiesitzung. Abhängig vom Aktivitätsniveau und der bisher gezeigten Mitarbeit entscheidet der Therapeut, in welchem Maß er freundlich, ermutigend und direktiv bei der Gestaltung des Wochenplans eingreift.

Es wird erneut auf den Explorationsleitfaden angenehmer Tätigkeiten (s. S. 142 f.) eingegangen.

GAS überprüfen

Der Patient weist seine Therapiemappe vor. Es werden die Therapieziele, ihre Einstufung und der aktuelle Stand nach dem GAS zusammen mit dem Patienten überprüft. Es erfolgt im Gespräch mit dem Patienten eine Bewertung des aktuellen Zustandes. Dabei wird auf die eingangs vereinbarten Themen und Stufen Bezug genommen. Im GAS-Plan wird die erreichte Stufe mit einem orangefarbenen Textmarker angestrichen.

Der Therapeut hebt das Erreichte hervor, zeigt dem Patienten auch kleinste Fortschritte auf. An dieser Stelle wird erneut die Motivation des Patienten gestärkt.

Die nächste und letzte Überprüfung wird am Ende des Therapieprogramms (12. Stunde) vorgenommen.

Zusammenfassung des bisher Erarbeiteten bezüglich der körperlichen Beschwerden

Der in der vorhergehenden Therapiestunde erreichte Stand wird rekapituliert. Besonders relevante Bereiche werden vertieft. Erneut wird auf Kognitionen im Zusammenhang mit den körperlichen Beschwerden eingegangen. Vertiefung der selektiven Optimierung und Kompensation.

Die Inhalte aus Block A (Sitzungen 4–7) werden individuell auf den Patienten bezogen zusammengefasst: Bedingungsmodell der körperlichen Beschwerden, Kognitionen, selektive Optimierung und Kompensation. Es folgt die Reflektion und Erläuterung der für den Patienten relevanten und hilfreichen Strategien.

Progressive Muskelrelaxation

Am Ende der Stunde wird PMR (wie auf S. 50 ff. beschrieben) erneut geübt. Dabei wird gegebenenfalls auf die zu Beginn der Therapiesitzung angesprochenen Schwierigkeiten eingegangen.

Hausaufgabe

Hausaufgabe für den Patienten:
- Überdenken der Einflussfaktoren auf seine körperlichen Beschwerden
- möglichst detailliertes Führen des Wochenplans
- PMR üben

Hausaufgabe für den Therapeuten:
- geeigneten Baustein aus Block B auswählen

2.4 Block A: Thema „Inaktivität"

4. Stunde

Besprechung des Wochenplans

Der Therapeut lässt sich vom Patienten den Wochenplan vorlegen. Die bei der letzten Therapiesitzung festgelegten Aktivitäten werden im Detail besprochen. Dabei werden die ausgeführten Aktivitäten vom Therapeuten im Wochenplan mit einem roten Stift abgehakt. Weiterhin sollen die Aktivitäten, die der Patient selbstständig nach der Therapiestunde in den Plan eingetragen hat, ebenfalls besprochen und abgehakt werden. Aktivitäten, die der Patient eigenständig ausgeführt und eingetragen hat, sollen in besonderem Maß aufgegriffen, eingehend besprochen und gelobt werden. Es wird nach weiteren nicht im Wochenplan aufgeführten Aktivitäten gefragt; diese werden gegebenenfalls besprochen und nachträglich eingetragen.

Berichtet der Patient, dass er die in der letzten Therapiestunde vorbesprochenen und eingetragenen Aktivitäten nicht oder nicht vollständig ausgeführt hat, werden die Umstände und Details der entsprechenden Situation eingehend besprochen. Bei nicht ausgeführten Aktivitäten unterbleibt das Lob durch den Therapeuten und der entsprechende Eintrag im Wochenplan wird durchgestrichen.

Im Anschluss erfolgt die Planung der Aktivitäten für die kommenden Tage bis zur nächsten Therapiesitzung. Abhängig vom Aktivitätsniveau und der bisher gezeigten Mitarbeit entscheidet der Therapeut, in welchem Maß er freundlich, ermutigend und direktiv bei der Gestaltung des Wochenplans eingreift.

Exploration von Aktivitäten und Aktivierungsmöglichkeiten

Zu Beginn sollte mit dem Patienten eine ausführliche Erhebung früherer Aktivitäten erfolgen. Aus den Berichten können ehemals ausgeübte Hobbys und

Interessen gesammelt werden, um dann im Wochenplan schriftlich festgelegt zu werden. Dabei sollte auch auf spezifische Lebensumstände eingegangen werden.

Dabei wird zunächst auf die Lebensphase der beruflichen Tätigkeit eingegangen. (*„Was haben Sie früher gerne gemacht?" „Haben Sie ein Instrument gespielt?" „Waren Sie in einem Verein?"*). Dann wird die Phase des Übergangs in den Ruhestand betrachtet. Schließlich wird auf die aktuelle Situation des Patienten eingegangen.

Der Explorationsfaden für angenehme Tätigkeiten (s. S. 142 f.) kann bei der Erinnerung und Rekonstruktion der früheren Lebensumstände und Freizeitgestaltung eine weitere und nützliche Hilfe sein.

Es finden sich in der Zusammenstellung des Explorationsleitfadens angenehmer Tätigkeiten vier Gliederungspunkte. Sinnvoll erscheint es Sozialkontakte, körperliche Aktivität, Genuss und individuelle Hobbys bzw. Interessen bei der Aktivierung zu berücksichtigen. Unter den Gliederungspunkten sind jeweils Beispiele für Aktivitäten aufgeführt, die jedoch keinesfalls als erschöpfend angesehen werden müssen. Vielmehr sollte es das Ziel sein, für den betreffenden Patienten eine individuelle Auflistung zu erreichen, wobei der hier gewählten Darstellung lediglich die Funktion eines Leitfadens mit der Anregung zur Erweiterung und Ergänzung zukommt. Weitere Anregungen können aus dem aktuellen Tagesablauf, den Umgebungsmöglichkeiten usw. gewonnen werden. Dabei sind Aktivitäten, die mit Sozialkontakten verbunden sind, nicht grundsätzlich höher einzustufen (Adler et al. 2003). Weiterhin ist natürlich die Frage nach zuvor aufgegebenen Aktivitäten und Beschäftigungen und den Gründen dafür zu stellen.

Therapieziele rekapitulieren

Es werden kurz die Therapieziele, ihre Einstufung und der aktuelle Stand nach der GAS zusammen mit dem Patienten überprüft und präzisiert, insbesondere unter Berücksichtigung der Inaktivität. Die nächste Überprüfung wird beim Abschluss des Blocks A (7. Stunde) vorgenommen.

Progressive Muskelrelaxation

Im Rahmen der Depressionsbehandlung ist der Einsatz von Entspannungsverfahren äußerst empfehlenswert. Die Auswirkungen z.B. auf Ängste, Angespanntheit, das kardiovaskuläre und auch das vegetative System sind vielfach nachgewiesen. Innerhalb dieses Programms soll eine altersspezifische Kurzform der Progressiven Muskelrelaxation (PMR) Anwendung finden. Generell wird bei PMR die Entspannung durch eine Reduktion des neuromuskulären Tonus erreicht. Diese Reduktion wird bewirkt durch ein gezieltes Anspannen und Entspannen einzelner Muskelgruppen. Dieses Verfahren ist seit langer Zeit bewährt und wird vielfältig eingesetzt.

Hier sei nun eine Kurzform speziell für ältere Patienten dargestellt. PMR erscheint im Vergleich zu anderen Entspannungsverfahren wie z. B. dem ebenfalls sehr verbreiteten Autogenen Training vor allem sinnvoll im Hinblick auf die hohe Aktivierungsfunktion des Verfahrens. Die Erfahrung zeigt, dass ältere Patienten mit dem detailliert vorgegebenen PMR-Protokoll besser zurechtkommen als mit dem „sich fallen lassen" im Autogenen Training.

Grundsätzliches
- kurze Erklärung und Einführung (Fokussierung auf die Körpersensationen, Lenkung der Aufmerksamkeit nach innen, Induktion von Ruhe und Entspannung, Anwendung bzw. Übung zu Hause als Hausaufgabe)
- räumliche Situation entsprechend herrichten; z. B. leichte Verdunkelung, Wegrücken vom Tisch usw.
- bequeme Sitzhaltung
- Augen geschlossen (außer es wird als unangenehm empfunden, dann „ins Leere blicken")
- bei Brillenträgern ist das Absetzen der Brille empfehlenswert
- Anspannungsphasen etwa 5 bis 10 Sekunden, Entspannung etwa 30 Sekunden
- auf eventuelle „Nebenwirkungen" hinweisen (Magenknurren, Flatulenz usw.)
- auf eventuelle äußere Störungen vorbereiten
- Stimmmodulation beim Vortragen des Therapeuten deutlich, ruhig und gleichmäßig; adäquate Pausen einfügen

Bei älteren Patienten besonders beachten
- Anspannung soll maßvoll erfolgen (Überanstrengung grundsätzlich vermeiden)!
- bei Beschwerden in bestimmten Körperregionen die betreffenden Muskelgruppen aussparen
- Indikation bei Patienten mit Erkrankungen des Bewegungsapparates, neurologischen (Morbus Parkinson, Zustand nach Schlaganfall) oder Herz-Kreislauf-Erkrankungen (Herzinfarkt, arterielle Hypertonie) überprüfen
- bei Schwerhörigkeit deutlichen aber beruhigenden Tonfall und Lautstärke wählen
- sorgfältiges Zurücknehmen der Entspannung (Zeit lassen, Schritt für Schritt), behutsamer Abschluss

Der Patient ist angehalten, auch außerhalb der Therapiestunden die Übungen selbstständig zu Hause durchzuführen. Dies ist ihm als Hausaufgabe aufzutragen. Die oftmals zur Unterstützung eingesetzten Entspannungs-CDs mit Musik oder Texten sind bei den Älteren eher nicht empfehlenswert, allein schon das für sie wenig vertraute Medium kann hemmend wirken.

Zu Beginn der Entspannungsübungen in der ersten Therapiesitzung sollte eine kurze Einführung erfolgen, die dem Patienten das Verfahren und dessen Zweck näher bringt. Hierfür soll sich der Therapeut ausreichend Zeit nehmen. Der Erfolg ist in hohem Maße abhängig von der Bereitschaft des Patienten, sich auf das Verfahren einzulassen und die Introspektion und Konzentration in möglichst großem Umfang zuzulassen und zu erzeugen.

Übungsprotokoll

1. rechter Arm
2. linker Arm
3. Schultern
4. Rumpf (Bauch- und Rückenmuskeln)
5. rechtes Bein (inkl. Gesäß)
6. linkes Bein (inkl. Gesäß)

(Zeitbedarf: etwa 7 Minuten)

Instruktionen (Vorschlag)

(Pausen markiert durch [...])

> *„Bitte nehmen Sie eine bequeme Sitzhaltung ein. Stellen Sie ihre Beine gerade auf den Boden und legen Sie ihre Hände in den Schoß. Schließen Sie Ihre Augen. [...] Ich sage Ihnen gleich, Sie sollen bestimmte Muskeln Ihres Körpers anspannen und dann wieder entspannen. Tun Sie das aber immer nur soweit, wie es Ihnen gut tut, es soll nicht unangenehm sein. Sie bestimmen, wie weit und wie lange Sie anspannen. [...] Dann beginnen wir.*
> *Spüren Sie bitte Ihren rechten Arm. Wie fühlt er sich an? Welche Temperatur hat er? Konzentrieren Sie sich auf den rechten Arm. [...] Ballen Sie ihre rechte Hand zu einer Faust und spannen Sie dabei den ganzen Unterarm und den Oberarm an. Sie können den Arm dabei anwinkeln. [...] Lassen Sie jetzt langsam wieder los und spüren Sie, wie die Anspannung aus dem Arm Stück für Stück verschwindet. [...] Sie können den Unterschied spüren. Im Oberarm [...], im Unterarm [...], in der Hand. Lassen Sie sich Zeit und spüren Sie es genau. [...]*
> *Konzentrieren Sie sich nun auf den anderen Arm. Spüren Sie, wie er sich anfühlt. [...] Ballen Sie ihre linke Hand zu einer Faust und spannen Sie dabei den ganzen Arm an, erst den Unterarm [...] und dann den Oberarm. Winkeln Sie den Arm dabei an. [...] Lassen Sie jetzt ganz langsam wieder los und spüren Sie, wie die Anspannung aus dem Arm langsam verschwindet. [...] Sie können spüren, wie sich alles nach und nach entspannt. Im Oberarm [...], im Unterarm [...], in der Hand. [...]*
> *Kommen wir nun zu den Schultern. [...] Wie fühlen sich Ihre Schultern an? [...] Ziehen Sie jetzt beide Schultern nach oben, so als wollten Sie mit den Achseln zucken. Achten Sie auf die Anspannung in Ihren Schultern und im Rücken. [...] Senken Sie die Schultern langsam und achten Sie darauf, wie*

die Spannung entweicht. [...] Aus dem Nacken, [...] aus den Schultern, [...] aus dem Rücken. [...] Genießen Sie das Gefühl, die Schultern einfach nur hängen zu lassen. [...] Probieren Sie mal, ob Sie Ihre Schulter noch etwas mehr hängen lassen können, ganz entspannt. [...]
Konzentrieren Sie sich nun bitte auf den Rumpf. Wie fühlt sich der Bauch an, wie der Rücken? [...] Wie ist es mit den Bauchmuskeln? Spüren Sie, wie sie sich anfühlen. [...] Spannen Sie nun den Rücken an, indem Sie die Schulterblätter nach hinten ziehen, zur Wirbelsäule hin. Und spannen Sie jetzt gleichzeitig die Bauchmuskeln an. [...] Fühlen Sie die Anspannung. [...] Die Spannung im Bauch. [...] Im Rücken. [...] Kehren Sie langsam wieder in die Ausgangsposition zurück. Entspannen Sie den Rücken nach und nach, und auch den Bauch. Konzentrieren Sie sich auf das Gefühl, wie die Spannung entweicht. [...] Achten Sie auf das angenehme Gefühl, wenn die Spannung gänzlich verschwunden ist. [...]
Nun kommen wir zu den Beinen. Wie fühlt sich das rechte Bein an? [...] Spüren Sie, wie es auf dem Boden aufsteht. [...] Spannen Sie jetzt die Gesäßmuskeln und das rechte Bein an, den Oberschenkel und den Unterschenkel. [...] Ziehen Sie auch die Fußspitzen nach oben. [...] Spüren Sie die Spannung im gesamten Bein. Von den Zehenspitzen bis zur Hüfte. [...] Und wieder langsam entspannen. Stück für Stück. Erst die Zehen senken, das Bein wieder lockern. Spüren und genießen Sie, wie die Spannung langsam verschwindet. [...]
Und wie fühlt sich das linke Bein an? Fühlen Sie den Unterschied zum rechten? [...] Spannen Sie die Gesäßmuskeln und das rechte Bein an, den Oberschenkel und den Unterschenkel. Ziehen Sie die Fußspitzen nach oben. [...] Spüren Sie die Spannung im Bein. Im gesamten Bein. [...] Und wieder langsam entspannen. Stück für Stück. Erst die Zehen senken, dann das Bein wieder entspannen. Spüren und genießen Sie, wie die Spannung langsam verschwindet und alles lockerer wird. [...] Fühlt sich das Bein anders an als das rechte? [...]
Lassen Sie uns die Übung jetzt beenden. Ziehen Sie dafür ihre Arme an den Körper und beugen Sie fest, danach strecken Sie sie ganz weit aus. Räkeln Sie sich, als wären Sie gerade aufgewacht. [...] Strecken Sie auch die Beine aus, bewegen Sie sich ein bisschen. Atmen Sie tief durch und öffnen Sie dabei die Augen."

Nachbesprechung
Nach Beendigung der Übungen wird der Patient nach seinen Eindrücken befragt:
- „Wie haben Sie es empfunden?"
- „Fühlen sich Ihre Gliedmaßen leichter oder schwerer an, ist es Ihnen wärmer oder kälter geworden?"
- „Was hat sich sonst verändert?"
- „Hatten Sie Schwierigkeiten mit bestimmten Übungen?"

Falls während der Übungen Probleme aufgetreten sein sollten, werden diese mit dem Patienten besprochen. Eventuell wird dem Patienten empfohlen, Teile der Übungen zu überspringen bzw. die Anspannung zu verringern.

Hausaufgabe

> **Hausaufgabe für den Patienten:**
> - möglichst detailliertes Führen des Wochenplans
> - PMR üben
>
> **Hausaufgabe für den Therapeuten:**
> - Ansätze für Aktivierungsmöglichkeiten des Patienten überdenken

5. Stunde

Besprechung des Wochenplans

Der Therapeut lässt sich vom Patienten erneut den Wochenplan vorlegen. Die bei der letzten Therapiesitzung festgelegten Aktivitäten werden im Detail besprochen. Dabei werden die ausgeführten Aktivitäten vom Therapeuten im Wochenplan mit einem roten Stift abgehakt. Weiterhin sollen die Aktivitäten, die der Patient selbstständig nach der Therapiestunde in den Plan eingetragen hat, ebenfalls besprochen und abgehakt werden. Aktivitäten, die der Patient eigenständig ausgeführt und eingetragen hat, sollen in besonderem Maß aufgegriffen und gelobt werden. Es wird nach weiteren nicht im Wochenplan aufgeführten Aktivitäten gefragt; diese werden gegebenenfalls besprochen und nachträglich eingetragen.

Berichtet der Patient darüber, dass er die in der letzten Therapiestunde vorbesprochenen und eingetragenen Aktivitäten nicht oder nicht vollständig ausgeführt hat, werden die Umstände und Details der entsprechenden Situation eingehend besprochen. Bei nicht ausgeführten Aktivitäten unterbleibt das Lob durch den Therapeuten und der entsprechende Eintrag im Wochenplan wird durchgestrichen.

Bedingungsmodell der Inaktivität ausarbeiten

Der nächste Schritt ist die Ausarbeitung eines Bedingungsmodells der Inaktivität. Darunter versteht man die Zusammenfassung der für Symptomentste-

2.4 Block A: Thema „Inaktivität"

hung und -aufrechterhaltung wesentlichen Faktoren und ihrer Wechselwirkungen. Dabei wird nach dem folgenden Schema vorgegangen:
- Ursachen bzw. Auslöser identifizieren
- Auswirkungen der Auslöser explorieren und den verschiedenen Ebenen (Kognitionen, Emotionen, Körperebene, Verhalten) zuordnen
- Lerngeschichte herausarbeiten und hinsichtlich der jetzigen Inaktivität überprüfen
- Bedeutung (Funktionalität) der Inaktivität schrittweise explorieren und diskutieren (z. B. Vermeidung von Kränkungen, Sicherung der Bindung zu bestimmten Personen der Umwelt)
- Konsequenzen des vom Patienten gezeigten Verhaltens erarbeiten und diskutieren (kurzfristige und langfristige Auswirkungen, negative und positive Verstärker)

Bei der Exploration der Inaktivität bei älteren Patienten sollen die folgenden Gesichtspunkte insbesondere berücksichtigt werden:
- Inaktivität ist hinter körperlichen Symptomen „versteckt".
- Das Alter wird als objektive Begründung für Inaktivität und sozialen Rückzug angeführt (z. B. Partner oder Freunde sind verstorben).
- Das Alter wird als subjektive Begründung für Inaktivität und sozialen Rückzug angeführt („das ist nichts für alte Leute").
- Erklärungen für Rückzugs- und Vermeidungsverhalten sind paradox und beschäftigen sich mit der Bedeutungslosigkeit und Wertlosigkeit der eigenen Person.
- Inaktivität und sozialer Rückzug werden ihrerseits als Unzulänglichkeit und Unfähigkeit interpretiert (Beck 1974).
- Es stehen konkrete Veränderungen an (z. B. Umzug ins Pflegeheim). Der Patient spricht dauernd von der Sinnlosigkeit Aktivitäten und Kontakte weiter zu pflegen (Sinnverlust).
- Die Inaktivität passt durchaus zur Situation (z. B. bei Umzug ins Heim: Veränderung des Lebensumfeldes und der Kontakte durch Entfernungen; zunehmend schlechteres Sehen und damit einhergehende Verunsicherung). Der Patient sieht nicht die trotzdem vorliegende behandlungsbedürftige Störung. Das heißt, es geht darum, die Bedeutung der Inaktivität mit dem Patienten zu erarbeiten und den Umgang mit auslösenden Situationen bzw. Gedanken zu entwickeln.

Vor dem Hintergrund der erhaltenen Informationen wird für den Patienten individuell das Bedingungsmodell seiner Inaktivität entwickelt.

Verfahren der Aktivierung

Die in der zurückliegenden Therapiestunde erarbeiteten biografischen Aspekte der Inaktivität werden zusammen mit dem Patienten erneut erörtert. Dabei wird insbesondere geprüft, ob sich therapeutische Ansatzpunkte für Verfahren der Aktivierung ergeben.

Es sollte beachtet werden, dass eine Aktivierung depressiver Patienten besonders dann erfolgreich ist, wenn bei der Ausführung folgende Besonderheiten berücksichtigt werden (Hoffmann und Hoffmann 2000):
- Aktivitäten nicht mit übermäßigem Kraftaufwand und Anstrengung erzwingen
- präzise Hinführung, Besprechung und Vorbereitung der Aktivitäten
- sukzessive „Begleitung" bei der Ausführung von Aktivitäten in Form von Rekapitulation, Besprechen und Problemlösen
- auf Anzeichen von Überforderung achten
- Steigerung der Aufgabenkomplexität im Sinne von gestuften Aufgaben

Als verhaltenstherapeutische Verfahren der Aktivierung kommen grundsätzlich infrage:
- Aktivitätenplanung
- Führung eines Wochenplans
- Verordnung von Aktivitäten
- gestufte Aufgaben
- Erfolgs- und Vergnügen-Technik
- gedankliches Üben

Von den aufgeführten Interventionen wird im Rahmen des Programms aufgrund der depressiven Leitsymptomatik und der zeitlichen Begrenztheit die Aktivitätenplanung durchgeführt. Dabei kann die Anwendung von gestuften Aufgaben als unterstützendes Element einbezogen werden.

Es wurde auch schon in den vorausgegangenen Kapiteln auf die Sinnhaftigkeit der Aktivierung hingewiesen. Jedoch ist für Patienten, für die dieser Teil des Blocks A ausgewählt wurde ein besonderes Gewicht auf diesen Aspekt zu richten.

Sollte sich die Notwendigkeit für eines der anderen Verfahren der Aktivierung ergeben, müsste dieses außerhalb des Programms durchgeführt werden.

Aktivitätenplanung

Der Aktivitätenplanung liegt die Annahme zu Grunde, dass Inaktivität ein erlerntes Verhalten darstellt, das durch entsprechende Maßnahmen auch wieder gelöscht werden kann.

Vorgehen im Detail:
- Feststellung des Aktivitätsniveaus
- Exploration angenehmer Tätigkeiten

- Auswahl angenehmer Tätigkeiten
- konkrete Unterstützung im Einzelnen
- Durchführung der ausgewählten Aktivitäten (schrittweise steigern)
- Verstärkung der Aktivitäten und Tätigkeiten, Loben (für den Mut und die Einsatzbereitschaft)!

In den nächsten Therapiestunden sollte, wie auch bei anderen Gliederungspunkten des Blocks A, eine Nachbesprechung der ausgeführten Aktivitäten erfolgen. Diese Nachbesprechung sollte für Patienten, für die das Thema Inaktivität ausgewählt wurde, allerdings intensiver ausfallen als bei anderen Themen des Blocks A, da bei ihnen ein spezifisches Defizit festgestellt wurde, dem durch das Therapieprogramm gezielt entgegengewirkt werden soll.

Gestufte Aufgaben

Wie schon weiter oben angeführt, sollte darauf geachtet werden, dass sich die Patienten nicht schon zu Beginn der Aktivierung überfordert fühlen. Besonders bei älteren Menschen ist darauf zu achten, Aktivitäten auszuwählen, die ihrem körperlichen Zustand entsprechen und nicht zu komplex sind.

Viele depressive Patienten, jüngere wie ältere, betonen immer wieder ihr Unvermögen und ihre Unzulänglichkeit auch schon bei der Ausführung von einfachen Tätigkeiten. Aus diesem Grund ist die Anwendung von gestuften Aufgaben ratsam.

Aktivierung (Explorationsleitfaden angenehmer Tätigkeiten)

Im Anschluss erfolgt die Planung der Aktivitäten für die kommenden Tage bis zur nächsten Therapiesitzung. Abhängig vom Aktivitätsniveau und der bisher gezeigten Mitarbeit entscheidet der Therapeut in welchem Maß er ermutigend und direktiv bei der Gestaltung des Wochenplans eingreift.

Zur Identifikation von Interessen und möglichen auszuführenden Aktivitäten wurde ein Explorationsleitfaden für die Feststellung angenehmer Tätigkeiten (s. S. 142 f.) zusammengestellt. Dabei ist vor allem darauf zu achten, dass jeweils eine Anpassung an das individuelle Leistungs- und Aktivitätsniveau des Patienten stattfindet.

An dieser Stelle wird der Wochenplan für die kommenden Tage bis zur nächsten Therapiesitzung erarbeitet.

Progressive Muskelrelaxation

Am Ende der Stunde wird PMR (wie auf S. 62 ff. beschrieben) erneut geübt. Dabei wird gegebenenfalls auf die zu Beginn der Therapiesitzung angesprochenen Schwierigkeiten eingegangen.

Hausaufgabe

> **Hausaufgabe für den Patienten:**
> - möglichst detailliertes Führen des Wochenplans
> - PMR üben
>
> **Hausaufgabe für den Therapeuten:**
> - individuelles Bedingungsmodell der Inaktivität überdenken im Hinblick auf die therapeutische Bedeutung für die Stimuluskontrolle, die Kontrolle der Konsequenzen sowie die Kognitionen (s. Stunden 6–7).

6. Stunde

Besprechung des Wochenplans

Der Therapeut lässt sich vom Patienten erneut den Wochenplan vorlegen. Die bei der letzten Therapiesitzung festgelegten Aktivitäten werden im Detail besprochen. Dabei werden die ausgeführten Aktivitäten vom Therapeuten im Wochenplan mit einem roten Stift abgehakt. Weiterhin sollen die Aktivitäten, die der Patient selbstständig nach der Therapiestunde in den Plan eingetragen hat, ebenfalls besprochen und abgehakt werden. Aktivitäten, die der Patient eigenständig ausgeführt und eingetragen hat, sollen in besonderem Maß aufgegriffen und gelobt werden. Es wird nach weiteren nicht im Wochenplan aufgeführten Aktivitäten gefragt; diese werden gegebenenfalls besprochen und nachträglich eingetragen.

Berichtet der Patient, dass er die in der letzten Therapiestunde vorbesprochenen und eingetragenen Aktivitäten nicht oder nicht vollständig ausgeführt hat, werden die Umstände und Details der entsprechenden Situation eingehend besprochen. Bei nicht ausgeführten Aktivitäten unterbleibt das Lob durch den Therapeuten und der entsprechende Eintrag im Wochenplan wird durchgestrichen.

Im Anschluss erfolgt die Planung der Aktivitäten für die kommenden Tage bis zur nächsten Therapiesitzung. Abhängig vom Aktivitätsniveau und der bisher gezeigten Mitarbeit entscheidet der Therapeut in welchem Maß er freundlich, ermutigend und direktiv bei der Gestaltung des Wochenplans eingreift.

Verfahren zur Kontrolle der Konsequenzen

Das bereits erarbeitete Bedingungsmodell der Inaktivität wird zusammen mit dem Patienten erneut erörtert. Dabei wird insbesondere geprüft, ob sich therapeutische Ansatzpunkte für Verfahren der Konsequenzkontrolle ergeben.

Verfahren der Konsequenzkontrolle bieten sich insbesondere dann an, wenn Verstärkung ein wesentlicher symptombedingender oder -aufrechterhaltender Faktor ist. Als verhaltenstherapeutische Verfahren zur Konsequenzkontrolle kommen grundsätzlich infrage:
- reaktionskontingente Verstärkung
- operante Löschung
- Kontingenz-Management
- Token-Economics
- Bestrafungsverfahren

Von den aufgeführten Interventionen wird im Rahmen des Programms die reaktionskontingente Verstärkung erwünschten Verhaltens durchgeführt. Nicht konsequent genug durchführbar erscheint eine operante Löschung des Verhaltens durch Entzug des Verstärkers. Wenn nämlich der Verstärker nicht vollständig und durchgängig entzogen werden kann, besteht die Gefahr des intermittierenden Verstärkens mit der Folge einer Fixierung der Symptomatik. Sollte sich bei eingehender Prüfung dennoch die Notwendigkeit für eines der anderen Verfahren der Konsequenzkontrolle ergeben, müsste dieses außerhalb des Programms durchgeführt werden.

Der Patient wird für das erwünschte Verhalten (Aktivitäten nachgehen, Tätigkeiten ausführen, Kontakte pflegen) zunächst positiv durch Anerkennung und Lob des Therapeuten verstärkt. Im Weiteren wird dem Patienten die zunehmend erworbene Kompetenz verdeutlicht, damit sie als interner positiver Verstärker wirkt und das Lob des Therapeuten nach und nach ersetzt. Auf diesem Weg kommt auf die Dauer das Verhalten des Patienten wieder unter seine eigene Kontrolle.

Progressive Muskelrelaxation

Am Ende der Stunde wird PMR (wie auf S. 62 ff. besprochen) erneut geübt. Dabei wird gegebenenfalls auf die angesprochenen Schwierigkeiten eingegangen.

Hausaufgabe

> **Hausaufgabe für den Patienten:**
> - möglichst detailliertes Führen des Wochenplans
> - PMR üben
>
> **Hausaufgabe für den Therapeuten:**
> - individuelles Bedingungsmodell der Inaktivität überdenken im Hinblick auf die therapeutische Bedeutung für die Aktivierung, Selektion, Optimierung und Kompensation (s. Stunde 7).

7. Stunde

Besprechung des Wochenplans

Der Therapeut lässt sich vom Patienten erneut den Wochenplan vorlegen. Die bei der letzten Therapiesitzung festgelegten Aktivitäten werden im Detail besprochen. Dabei werden die ausgeführten Aktivitäten vom Therapeuten im Wochenplan mit einem roten Stift abgehakt. Weiterhin sollen die Aktivitäten, die der Patient selbstständig nach der Therapiestunde in den Plan eingetragen hat, ebenfalls besprochen und abgehakt werden. Aktivitäten, die der Patient eigenständig ausgeführt und eingetragen hat, sollen in besonderem Maß aufgegriffen und gelobt werden. Es wird nach weiteren nicht im Wochenplan aufgeführten Aktivitäten gefragt; diese werden gegebenenfalls besprochen und nachträglich eingetragen.

Berichtet der Patient darüber, die in der letzten Therapiestunde vorbesprochenen und eingetragenen Aktivitäten nicht oder nicht vollständig ausgeführt zu haben, werden die Umstände und Details der entsprechenden Situation eingehend besprochen. Bei nicht ausgeführten Aktivitäten unterbleibt das Lob durch den Therapeuten und der entsprechende Eintrag im Wochenplan wird durchgestrichen.

Im Anschluss erfolgt die Planung der Aktivitäten für die kommenden Tage bis zur nächsten Therapiesitzung. Abhängig vom Aktivitätsniveau und der bisher gezeigten Mitarbeit entscheidet der Therapeut in welchem Maß er freundlich, ermutigend und direktiv bei der Gestaltung des Wochenplans eingreift.

Kognitionen; selektive Optimierung und Kompensation

Die für die Symptomentstehung und -aufrechterhaltung relevanten Faktoren werden zusammen mit dem Patienten in dem Bedingungsmodell der Inaktivität zusammengefasst. Dieses Modell und die sich daraus ergebenden verhaltenstherapeutischen Ansatzpunkte müssen für den Patienten nachvollziehbar und akzeptabel sein.

Im Hinblick auf Aktivitäten können die Kognitionen bei älteren depressiven Patienten verschiedenartige Einschränkungen zum Thema haben. Dies können erlebte körperliche Einschränkungen, Einschränkungen in den Möglichkeiten für die Ausführung von Aktivitäten oder Hobbys oder Einschränkungen in den Möglichkeiten für Sozialkontakte sein.

Hilfreich ist es, die Aufmerksamkeit auf noch bestehende Aktivitätsmöglichkeiten zu lenken (*„Trotz Ihrer Schwäche, Atemnot und/oder Schmerzen könnten Sie aber vielleicht doch ...“*), um den verbliebenen Aktionsradius auszuschöpfen. Die bestehenden Aktivitäts-, Gestaltungs- und Kontaktmöglichkeiten sollten mit den Patienten im Detail erörtert und nicht im Vergleich mit früheren Aktivitäten abgewertet werden. Das Lösen von Kreuzworträtseln oder leichte Gartenarbeit können sehr befriedigend sein! Die bestehenden Aktivitätsmöglichkeiten werden ausgewählt (Selektion), individuell angepasst und maximal ausgeschöpft (Optimierung) und an die Stelle der früher ausgeübten Tätigkeiten und Kontakte gestellt (Kompensation).

Es erfolgt des Weiteren eine Besprechung und gleichzeitige Würdigung des vom Patienten erreichten Aktivitätsniveaus. Das lustvolle Erleben (Funktionslust) des Patienten an der eigenen Aktivität wird unterstützt.

GAS überprüfen

Der Patient weist seine Therapiemappe vor. Es werden die Therapieziele, ihre Einstufung und der aktuelle Stand nach dem GAS zusammen mit dem Patienten überprüft. Es erfolgt im Gespräch mit dem Patienten eine Bewertung des aktuellen Zustandes. Dabei wird auf die eingangs vereinbarten Themen und Stufen Bezug genommen. Im GAS-Plan wird die erreichte Stufe mit einem orangefarbenen Textmarker angestrichen. Der Therapeut hebt das Erreichte hervor, zeigt dem Patienten auch kleinste Fortschritte auf. An dieser Stelle wird erneut die Motivation des Patienten gestärkt. Die nächste und letzte Überprüfung wird am Ende des Therapieprogramms (12. Stunde) vorgenommen.

Zusammenfassung der verhaltenstherapeutischen Aspekte der Inaktivität

Die mit dem Patienten in Block A (Sitzungen 4–7) erarbeiteten individuellen Inhalte zusammengefasst: Bedingungsmodell der Inaktivität, Konsequenzkontrolle, Kognitionen zur Inaktivität. Es folgt die Reflektion und Erläuterung der für den Patienten relevanten und hilfreichen Strategien. Er wird für ihre weitere Anwendung instruiert.

Progressive Muskelrelaxation

Am Ende der Stunde wird PMR (wie auf S. 62 ff. beschrieben) erneut geübt. Dabei wird gegebenenfalls auf die zu Beginn der Therapiesitzung angesprochenen Schwierigkeiten eingegangen.

Hausaufgabe

> **Hausaufgabe für den Patienten:**
> - möglichst detailliertes Führen des Wochenplans
> - PMR üben
>
> **Hausaufgabe für den Therapeuten:**
> - Auswahl eines geeigneten Bausteins für Block B

2.5 Block B: Thema „Verluste"

8. Stunde

Besprechung des Wochenplans

Der Therapeut lässt sich vom Patienten erneut den Wochenplan vorlegen. Die bei der letzten Therapiesitzung festgelegten Aktivitäten werden im Detail besprochen. Dabei werden die ausgeführten Aktivitäten vom Therapeuten im Wochenplan mit einem roten Stift abgehakt. Weiterhin sollen die Aktivitäten, die der Patient selbstständig nach der Therapiestunde in den Plan eingetragen hat, ebenfalls besprochen und abgehakt werden. Aktivitäten, die der Patient eigenständig ausgeführt und eingetragen hat, sollen in besonderem Maß aufgegriffen und gelobt werden. Es wird nach weiteren nicht im Wochenplan aufgeführten Aktivitäten gefragt; diese werden gegebenenfalls besprochen und nachträglich eingetragen.

Berichtet der Patient darüber, die in der letzten Therapiestunde vorbesprochenen und eingetragenen Aktivitäten nicht oder nicht vollständig ausgeführt zu haben, werden die Umstände und Details der entsprechenden Situation eingehend besprochen. Bei nicht ausgeführten Aktivitäten unterbleibt das Lob durch den Therapeuten und der entsprechende Eintrag im Wochenplan wird durchgestrichen.

Im Anschluss erfolgt die Planung der Aktivitäten für die kommenden Tage bis zur nächsten Therapiesitzung. Abhängig vom Aktivitätsniveau und der bisher gezeigten Mitarbeit entscheidet der Therapeut, in welchem Maß er ermutigend und direktiv bei der Gestaltung des Wochenplans eingreift.

Emotionale Trauerarbeit

Zu Beginn der Bearbeitung der Trauer soll der Therapeut den Patienten ermutigen, seinen negativen Gefühlen im Zusammenhang mit dem Tod des Partners und eventuell den damit einhergehenden Veränderungen im eigenen Leben Ausdruck zu verleihen. Die Führung des Gesprächs soll bewusst möglichst indirektiv und lediglich stützend sein, um den Patienten in dem für ihn sehr belastenden Thema zunächst nicht zu beschränken und ihm Raum zu geben, die Probleme zu benennen und darzustellen. Gerade hier ist Vorsicht geboten und es ist die Aufgabe des Therapeuten, das Gespräch behutsam und für den Patienten nachvollziehbar zu begleiten. Falls es notwendig ist, die Ausführungen des Patienten zu unterstützen, kann der Therapeut gezielt nachfragen, um das Gespräch anzustoßen (z. B. *„Wie ist ihr Mann gestorben?" „Was hat sich seit dem Tod Ihres Mannes in ihrem Leben verändert?"* oder *„An was denken Sie, wenn Sie auf die gemeinsame Zeit zurückblicken?"*). Es sollten zum jetzigen Zeitpunkt noch keine (Um-)Deutungen oder Perspektiven gegeben werden. Der Patient soll die Möglichkeit erhalten, seiner Bedrückung und Traurigkeit Ausdruck zu verleihen. Hierzu soll vom Therapeuten großzügig Zeit eingeplant werden. Das Schicksal des Patienten soll zur Kenntnis genommen und gewürdigt werden. Ein wesentlicher Aspekt ist die Anteilnahme, die vom Patienten in dieser Stunde erfahren werden soll.

Mögliche Themen bzw. belastende Inhalte, die vom Patienten geäußert werden, können sein:

- Verlust (Verlust des Umgangs mit dem Partner, Verlust des konkreten Individuums usw.)
- Einsamkeit
- Angst (alleine zurecht zukommen; evtl. auch Angst vor dem eigenen Tod)
- Schuldgefühle (oftmals der Eindruck einer gewissen Verantwortlichkeit für den Tod des Partners; auch unterlassene Freundlichkeit [z. B. „Wäre ich nur nicht immer so hart ihm gegenüber gewesen."])
- Hilflosigkeit (z. B. durch die Notwendigkeit der Regelung von bisher vom Partner übernommenen Aufgaben)
- Wert- und Sinnlosigkeit (z. B. nach langer Unterstützung oder Pflege des Verstorbenen)

Zentral ist zu Beginn der Trauerarbeit das vorsichtige Begleiten des Patienten. Ziel dieses Vorgehens ist das Lindern der Traurigkeit. Dem Patienten soll ein kontrolliertes karthartisches Erleben seiner Situation ermöglicht werden.

Informationen über Trauer

Im Anschluss an die Schilderungen des Patienten ist es die Aufgabe des Therapeuten, in angemessener und verständlicher Form die Trauerreaktion zu erklären. Darunter verstehen wir jede Trauerreaktion im Rahmen einer Depression, unabhängig von der Zeitdauer oder dem zeitlichen Abstand des Todesfalls. Dabei darf allerdings beim Patienten nicht der Eindruck entstehen, seine Probleme würden bagatellisiert und nicht ernst genommen.

Dies beinhaltet zu Beginn die Darstellung der Tatsache, dass die Traurigkeit über den Verlust eines nahe stehenden Menschen zunächst eine natürliche Sache ist, für die es z. B. keinen Grund zur Scham gibt. Das Leiden des Patienten soll ernst genomen und der Eindruck vermieden werden, es läge keine Behandlungsbedürftigkeit oder -möglichkeit vor. Es ist die Aufgabe des Therapeuten, dem Patienten zu vermitteln, dass die Trauer einer hohen individuellen Variabilität unterliegt und dass der jeweilige Patient in seiner individuellen Trauer an einer bestimmten Stelle stecken geblieben ist. Und genau das würden Therapeut und Patient nun in Zusammenarbeit voranbringen. Im Anschluss soll dem Patienten ein Phasenmodell der Trauer vermittelt werden (Hoffmann 1983):

- **Schockphase:** physischer Zusammenbruch, Affektausbrüche, gelähmte Zurückgezogenheit
- **Phase der Verzweiflung und des Kummers:** intensive Trauergefühle, vermischt mit Schuld, Angst und Aggression, oft irrationales Suchen nach dem Verlorenen
- **Anpassung und Erholung:** Einfinden und Zurechtfinden in der neuen Situation, neue Objektbeziehungen eingehen

Dies soll dem Patienten vor allem verdeutlichen, dass er innerhalb eines Prozesses steckt, den er durchlaufen muss, und keineswegs in einer Starre, auch wenn der augenblickliche Gemütszustand ihn dies vermuten lässt. Wichtig ist auch der Hinweis, dass diese Phasen nicht zwingend linear verlaufen, sondern häufig auch zyklisch, das heißt, dass ihre Elemente auch wieder auftauchen.

Progressive Muskelrelaxation

Am Ende der Stunde wird PMR (wie auf S. 36 ff. beschrieben) erneut geübt. Dabei wird gegebenenfalls auf die beim Üben aufgetretenen Schwierigkeiten eingegangen. Der Therapeut sollte den Patienten auf die Möglichkeit der beruhigenden Wirkung des Verfahrens auch in emotional aufgewühlten Situationen hinweisen und ihn gezielt zum Einsatz auffordern.

Hausaufgabe

Hausaufgabe für den Patienten:
- möglichst detailliertes Führen des Wochenplans
- PMR üben, insbesondere im Zusammenhang mit depressiven Stimmungstiefs aufgrund des Verlustes

9. Stunde

Besprechung des Wochenplans

Der Therapeut lässt sich vom Patienten erneut den Wochenplan vorlegen. Die bei der letzten Therapiesitzung festgelegten Aktivitäten werden im Detail besprochen. Dabei werden die ausgeführten Aktivitäten vom Therapeuten im Wochenplan mit einem roten Stift abgehakt. Weiterhin sollen die Aktivitäten, die der Patient selbstständig nach der Therapiestunde in den Plan eingetragen hat, ebenfalls besprochen und abgehakt werden. Aktivitäten, die der Patient eigenständig ausgeführt und eingetragen hat, sollen in besonderem Maß aufgegriffen und gelobt werden. Es wird nach weiteren nicht im Wochenplan aufgeführten Aktivitäten gefragt; diese werden gegebenenfalls besprochen und nachträglich eingetragen.

Berichtet der Patient darüber, die in der letzten Therapiestunde vorbesprochenen und eingetragenen Aktivitäten nicht oder nicht vollständig ausgeführt zu haben, werden die Umstände und Details der entsprechenden Situation eingehend besprochen. Bei nicht ausgeführten Aktivitäten unterbleibt das Lob durch den Therapeuten und der entsprechende Eintrag im Wochenplan wird durchgestrichen.

Im Anschluss erfolgt die Planung der Aktivitäten für die kommenden Tage bis zur nächsten Therapiesitzung. Abhängig vom Aktivitätsniveau und der bisher gezeigten Mitarbeit entscheidet der Therapeut, in welchem Maß er ermutigend und direktiv bei der Gestaltung des Wochenplans eingreift.

Stimuli, Konsequenzen und Kontingenzen der Trauer

Wie im Abschnitt „Emotionale Trauerarbeit" (S. 75 f.) bereits erläutert, soll auch in dieser Stunde der Patient wieder Gelegenheit haben, seine Stimmungslage und Lebenssituation zu schildern. Dies soll seitens des Therapeuten zunächst wieder grundsätzlich akzeptierend und annehmend geschehen und dem Patienten Raum lassen, seine Gefühlslage zu schildern. Allerdings ist in dieser Sitzung die vorrangige Aufgabe des Therapeuten, die Aufmerksamkeit auf den Bewältigungsstil und die Abwehrmechanismen des Patienten zu lenken. Dies verlangt in der Gesprächsführung gezielte Nachfragen (*„Wie gehen Sie damit um?"*), vor allem auch bezogen auf die Kognitionen (*„Was bedeutet das für Sie?"*). Ziel ist das Herausarbeiten des Umgangs des Patienten mit dem Verlust und der damit einhergehenden neuen Lebenssituation.

Zu diesem Zeitpunkt soll nun eine strukturierte Analyse des Trauerprozesses erarbeitet werden. Im Mittelpunkt stehen hierbei die Stimulus-, die Konsequenz- und die Kontingenzkontrolle. Das bedeutet, die ungünstigen Verhaltensänderungen nach dem Todesfall und die damit zusammenhängenden

2.5 Block B: Thema „Verluste"

(aufrechterhaltenden) Bedingungen zu identifizieren. Welches sind die (Außen-)Reize, die eine trauerbedingte depressive Reaktion auslösen bzw. verstärken (Stimuli)? Was sind die Folgen des für den Patienten situationsbedingt typischen Verhaltens (Konsequenzen)? Was sind gleichzeitig auftretende Bedingungen, Situationen oder Handlungsmuster (Kontingenzen)? Welches sind die Wechselwirkungen? Als häufig auftretendes Beispiel kann hier das Aufstellen von Fotos des Verstorbenen dienen. Es ist leicht vorstellbar, dass die Allgegenwart des Verstorbenen den Patienten einengt und so den Trauerprozess möglicherweise eher stagnieren lässt. Diese Fotos dienen dem Patienten zum Füllen der inneren Leere und sind auch nicht grundsätzlich kontraproduktiv. Wo im Einzelfall die Grenze überschritten wird, muss individuell beurteilt werden. Oder ein Patient zieht sich innerhalb seines Umfeldes zurück und isoliert sich selbst in seiner Trauer und schafft damit Bedingungen, die ihm das Überwinden der Trauer erschweren oder unmöglich machen.

Es zeigt sich, dass im Zusammenhang mit Trauerreaktionen oft solche charakteristischen Situationen auftreten bzw. von den Patienten geschaffen werden, die den Verarbeitungsprozess potenziell behindern und eine ungünstige Lebensgestaltung hervorrufen. Dies können vor allem sein:
- sozialer Rückzug
- Aufgeben von Interessen
- Veränderung des Tagesablaufs (morgens länger liegen bleiben, keine regelmäßigen Mahlzeiten o. Ä.)
- Selbstvernachlässigung (Kleidung, Waschen, Ernährung usw.)
- Gestaltung der Wohnumgebung (ständige Gegenwart von Fotos oder sonstigen Erinnerungsstücken usw.)
- Rituale (z. B. Durchführen gewohnter Tätigkeiten für den Partner wie das Bereitlegen der Zeitung)
- Aufstellen von „Kultgegenständen" (besondere Gegenstände, die die Partnerschaft symbolisieren)
- Übertrieben häufige Friedhofsbesuche

Die Schwierigkeit besteht vor allem darin, im Einzelnen Verhaltensweisen zu unterscheiden, die den Patienten bei der Bewältigung der Trauer unterstützen und solche, die kontraproduktiv wirken. Dies ist nicht grundsätzlich in allen Fällen gleich, sondern muss im Einzelfall individuell vom Therapeuten eingeschätzt werden.

Des Weiteren sind vom Therapeuten Modelle für das vom Patienten gezeigten Verhalten zu explorieren. Dies bedeutet zum einen den Umgang mit anderen Belastungen und Verlusten in der eigenen Vorgeschichte des Patienten („*Wie war es für Sie als Ihre Mutter/Ihr Vater starb?*" „*Haben Sie schon mal etwas Ähnliches durchgemacht?*"). Zum zweiten soll nach dem Umgang mit Todesfällen durch Personen im sozialen Umfeld des Patienten gefragt werden.

Diese Stunde wie auch die vorherige dient für den Therapeuten hauptsächlich zur Materialsammlung. Er erhält hier zunächst Anhaltspunkte für die Analyse des Bedingungsmodells der Trauer des jeweiligen Patienten; in der nächsten Stunde wird dieses Bedingungsmodell dann dem Patienten unterbreitet und mit ihm durchgearbeitet. Zusätzlich dient die Exploration bis zu diesem Zeitpunkt aber auch dazu, dem Patienten mögliche funktionale Zusammenhänge durch einfache Befragung bewusst zu machen, seine Verhaltensänderungen als mehr oder minder taugliche Versuche des Arrangierens mit der neuen Situation zu begreifen. Durch diese Sichtweise wird der Patient in seinem Selbstverständnis gestärkt und zu Erfolg versprechenderen Bewältigungsversuchen ermutigt.

Progressive Muskelrelaxation

Am Ende der Stunde wird PMR (wie auf S. 36 ff. aufgeführt) erneut geübt. Dabei wird gegebenenfalls auf die beim Üben aufgetretenen Schwierigkeiten eingegangen. Der Therapeut sollte den Patienten auf die Möglichkeit der beruhigenden Wirkung des Verfahrens auch in emotional aufgewühlten Situationen hinweisen und ihn gezielt zum Einsatz auffordern.

Hausaufgabe

Hausaufgabe für den Patienten:
- bewusstes Wahrnehmen der eigenen Bewältigungsstrategien im Zusammenhang mit der Trauer
- Selbstbeobachtung
- möglichst detailliertes Führen des Wochenplans
- PMR üben

Hausaufgabe für den Therapeuten:
- Erarbeiten des Bedingungsmodells der Trauer; es mag eventuell hilfreich sein, sich zur eigenen Verdeutlichung und Systematisierung Notizen zu machen oder kleine Skizzen anzufertigen (z. B. in Form des SORK-Modells, wie in Abb. 1 dargestellt).

S: häufige Friedhofsbesuche
↓
O: depressive Stimmungslage
↓
R: Fokussierung auf die Trauer, Verstärkung der Trauer und der gedrückten Stimmung, Einengung der Wahrnehmung und des Denkens
↓
K: sozialer Rückzug, Verlust von Interessen und Aktivitäten, Anhalten der gedrückten Stimmung

Abb. 1   Exemplarisches Bedingungsmodell eines Patienten (Auszug)

10. Stunde

Besprechung des Wochenplans und Aktivierung

Der Therapeut lässt sich vom Patienten erneut den Wochenplan vorlegen. Die bei der letzten Therapiesitzung festgelegten Aktivitäten werden im Detail besprochen. Dabei werden die ausgeführten Aktivitäten vom Therapeuten im Wochenplan mit einem roten Stift abgehakt. Weiterhin sollen die Aktivitäten, die der Patient selbstständig nach der Therapiestunde in den Plan eingetragen hat, ebenfalls besprochen und abgehakt werden. Aktivitäten, die der Patient eigenständig ausgeführt und eingetragen hat, sollen in besonderem Maß aufgegriffen und gelobt werden. Es wird nach weiteren nicht im Wochenplan aufgeführten Aktivitäten gefragt; diese werden gegebenenfalls besprochen und nachträglich eingetragen.

Berichtet der Patient darüber, die in der letzten Therapiestunde vorbesprochenen und eingetragenen Aktivitäten nicht oder nicht vollständig ausgeführt zu haben, werden die Umstände und Details der entsprechenden Situation eingehend besprochen. Bei nicht ausgeführten Aktivitäten unterbleibt das Lob durch den Therapeuten und der entsprechende Eintrag im Wochenplan wird durchgestrichen.

Im Anschluss erfolgt die Planung der Aktivitäten für die kommenden Tage bis zur nächsten Therapiesitzung. Abhängig vom Aktivitätsniveau und der bisher gezeigten Mitarbeit entscheidet der Therapeut in welchem Maß er ermutigend und direktiv bei der Gestaltung des Wochenplans eingreift.

Bedingungsmodell der Trauer

Nachdem der Therapeut in den letzten beiden Stunden die Schilderungen des Patienten aufgenommen und nach der letzten Sitzung analysiert hat (s. Abschn. „Hausaufgaben des Therapeuten" am Ende der letzten Stunde) ist es nun seine Aufgabe, dem Patienten das ganz individuelle Bedingungsmodell seiner Trauer zu vermitteln und zu erläutern. Dies sollte zunächst ausgehen von den unmittelbaren Schilderungen des Patienten („Seit ich alleine bin, gehe ich kaum noch vor die Tür.") und dann weitergeführt werden zu den sich daraus ergebenden Schlussfolgerungen. Wesentlich ist die für den Patienten verständliche Darstellung der funktionalen Bedingungszusammenhänge. Es empfiehlt sich, diese nicht nur vorzutragen, sondern im Gespräch mit dem Patienten zu entdecken und entwickeln (*Glauben Sie, dass Ihnen das gut tut?" „Könnten Sie sich vorstellen, das auch ganz anders zu machen?"*).

Das gilt im gleichen Maße für die zu empfehlenden Modifikationen. Diese sollten dem Patienten in erreichbaren Schritten nahe gebracht werden. Es sollte z. B. nicht empfohlen werden, gar nicht mehr den Friedhof zu besuchen, aber vielleicht nur ein- bis zweimal in der Woche statt mehrfach täglich. Vor allem bei diesem sehr häufigen Problem mag ein Verweis auf den Verstorbenen hilfreich sein („*Das hätte ihr Mann sicher so nicht gewollt.*"). Ähnliche Abstufungen lassen sich auch für andere problematische Verhaltensweisen finden. Besonders ist darauf zu achten im Zusammenhang mit der Aktivitätenplanung und der Führung des Wochenplans. Auf jeden Fall sollte bei dem Versuch der Verringerung problematischer Verhaltensexzesse oder -defizite eine Substitution durch für wertvoll erachtete Tätigkeiten vorgenommen werden.

Einerseits ist dem Patienten durchaus die Situation zu erklären, andererseits muss darauf geachtet werden, dass ein „belehrender" Charakter und Tonfall vermieden wird. Es muss für den Patienten ersichtlich immer sein Wohlbefinden und Weiterkommen im Mittelpunkt stehen (*Würden Sie sich besser fühlen, wenn …?*").

Die Darstellung und Vermittlung des Bedingungsmodells ist das Ergebnis aus der Exploration und die Voraussetzung für die Entwicklung der Perspektiven (in der nächsten Stunde). Aus diesem Grund soll dies ausreichend ausführlich und auch in gewissem Maße redundant geschehen. Es ist wichtig, dass der Patient die Zusammenhänge erkennt und auch für sich akzeptiert. Dies erfordert Feingefühl sowohl in der Argumentation wie auch in der Kommunikation.

Progressive Muskelrelaxation

Am Ende der Stunde wird PMR (wie auf S. 36 ff. beschrieben) erneut geübt. Dabei wird gegebenenfalls auf die beim Üben aufgetretenen Schwierigkeiten eingegangen. Der Therapeut sollte den Patienten auf die Möglichkeit der beruhigenden Wirkung des Verfahrens auch in emotional aufgewühlten Situationen hinweisen und ihn gezielt zum Einsatz auffordern.

Hausaufgabe

Hausaufgabe für den Patienten:
- Überdenken des Bedingungsmodells
- möglichst detailliertes Führen des Wochenplans
- PMR üben

Hausaufgabe für den Therapeuten:
- Überdenken des Bedingungsmodells und der sich daraus ergebenden Perspektiven für die Zukunft

11. Stunde

Besprechung des Wochenplans und Aktivierung

Der Therapeut lässt sich vom Patienten erneut den Wochenplan vorlegen. Die bei der letzten Therapiesitzung festgelegten Aktivitäten werden im Detail besprochen. Dabei werden die ausgeführten Aktivitäten vom Therapeuten im Wochenplan mit einem roten Stift abgehakt. Weiterhin sollen die Aktivitäten, die der Patient selbstständig nach der Therapiestunde in den Plan eingetragen hat, ebenfalls besprochen und abgehakt werden. Aktivitäten, die der Patient eigenständig ausgeführt und eingetragen hat, sollen in besonderem Maß aufgegriffen und gelobt werden. Es wird nach weiteren nicht im Wochenplan aufgeführten Aktivitäten gefragt; diese werden gegebenenfalls besprochen und nachträglich eingetragen.

Berichtet der Patient darüber, die in der letzten Therapiestunde vorbesprochenen und eingetragenen Aktivitäten nicht oder nicht vollständig ausgeführt zu haben, werden die Umstände und Details der entsprechenden Situation eingehend besprochen. Bei nicht ausgeführten Aktivitäten unterbleibt das Lob durch den Therapeuten und der entsprechende Eintrag im Wochenplan wird durchgestrichen.

Im Anschluss erfolgt die Planung der Aktivitäten für die kommenden Tage bis zur nächsten Therapiesitzung. Abhängig vom Aktivitätsniveau und der bisher gezeigten Mitarbeit entscheidet der Therapeut, in welchem Maß er ermutigend und direktiv bei der Gestaltung des Wochenplans eingreift.

Perspektiven

In der vierten Stunde sollen aus dem Bedingungsmodell abgeleitete Verhaltensänderungen, Einstellungen und Perspektiven des Patienten thematisiert werden. Vor allem die Akzeptanz und das Arrangieren mit der Realität stehen im Mittelpunkt. Dies bedeutet zunächst die Bestandsaufnahme der Realität (wie in den bisherigen Stunden geschehen). Das emotionale Ablösen soll durch Ermutigung erleichtert und mit dem Patienten die vorhandenen Möglichkeiten durchgesprochen werden. Dies ist auch im Zusammenhang zu sehen mit dem Modell der „Selektiven Optimierung und Kompensation" (Baltes und Carstensen 1996). Es besagt, dass einige Dinge nicht mehr möglich sind, dafür andere wertvolle Aspekte durchaus noch ausgenutzt und genossen werden können. Wichtig ist vor allem die Lenkung der Aufmerksamkeit weg von dem Verlust, hin zum produktiven Führen des eigenen Lebens. Die zurückliegenden Stunden zum Thema Verlust sollen zusammengefasst und mit dem Patienten rekapituliert werden. Das Bedingungsmodell liefert den Ausgangspunkt für die anzustrebenden Veränderungen. Um das funktionale Geflecht aufzulösen oder zumindest zu lockern, ist es wichtig, dass die Vermittlung des Bedingungsmodells vom Patienten angenommen und akzeptiert wird. Aus den als problematisch erkannten Verhaltensweisen, die aufgrund des Verlustes des Lebenspartners eingetreten sind, werden die Empfehlungen abgeleitet und die Perspektiven entwickelt. Es ist darauf zu achten, dass für den Patienten einsichtige und auch erreichbare Ziele gesteckt werden.

Als häufig auftretendes Thema seien hier noch einmal sehr häufige Friedhofsbesuche erwähnt. Wie bereits dargestellt, können diese in übermäßigem Ausmaß nicht der Verarbeitung der Trauer dienen, sondern vielmehr der Aufrechterhaltung der depressiven Symptomatik. Sollte der Therapeut die Häufigkeit der Friedhofsbesuche im Einzelfall als problematisch einschätzen, sollten die dem Patienten empfohlenen Handlungsalternativen möglichst konkret und niederschwellig sein. Also, statt zwei Besuchen pro Tag vielleicht nur jeden zweiten Tag. Die Ziele müssen für den Patienten erreichbar sein und ein wünschenswertes Ziel beinhalten. Deswegen ist immer auch eine positive und konkrete Handlungsalternative vorzuschlagen (z. B. *„Treffen Sie sich doch wieder einmal mit Ihren Bekannten, die Sie im Moment ja nur sehr selten sehen."* oder *„Besorgen Sie sich doch mal wieder Ihre Lieblingsillustrierte, die Sie schon länger nicht mehr gelesen haben."*).

Es ist wichtig, dass der Patient die Therapie als Starthilfe begreift. Innerhalb der Therapie werden kleine Schritte gemacht, die der Patient in der Fortführung dann selbst ausbauen muss. Es handelt sich hier nicht um eine komplette „Trauertherapie". Es soll aber der Anstoß erfolgen und sich die Perspektive eröffnen für das weitere Handeln des Patienten. Dieses Modell einer Initialzündung soll dem Patienten vermittelt werden, worauf vor allem auch in der zwölften und letzten Stunde eingegangen wird.

Progressive Muskelrelaxation

Am Ende der Stunde wird PMR (wie auf S. 36 ff.) erneut geübt. Dabei wird gegebenenfalls auf die beim Üben aufgetretenen Schwierigkeiten eingegangen. Der Therapeut sollte den Patienten auf die Möglichkeit der beruhigenden Wirkung des Verfahrens auch in emotional aufgewühlten Situationen hinweisen und ihn gezielt zum Einsatz auffordern.

Hausaufgabe

> **Hausaufgabe für den Patienten:**
> - konkretes Umsetzen des in dieser Stunde Erarbeiteten
> - Unterlassen dysfunktionaler Verhaltensweisen
> - Einüben sinnvoller Bewältigungsstrategien (z. B. nette Dinge für sich kaufen)
> - möglichst detailliertes Führen des Wochenplans
> - PMR üben
>
> **Hausaufgabe für den Therapeuten:**
> - Vorbereiten der Abschlussstunde

2.6 Block B: Thema „Wohnungswechsel"

8. Stunde

Besprechung des Wochenplans und Aktivierung

Der Therapeut lässt sich vom Patienten erneut den Wochenplan vorlegen. Die bei der letzten Therapiesitzung festgelegten Aktivitäten werden im Detail besprochen. Dabei werden die ausgeführten Aktivitäten vom Therapeuten im Wochenplan mit einem roten Stift abgehakt. Weiterhin sollen die Aktivitäten, die der Patient selbstständig nach der Therapiestunde in den Plan eingetragen hat; ebenfalls besprochen und abgehakt werden. Aktivitäten, die der Patient eigenständig ausgeführt und eingetragen hat, sollen in besonderem Maß aufgegriffen und gelobt werden. Es wird nach weiteren nicht im Wochenplan aufgeführten Aktivitäten gefragt; diese werden gegebenenfalls besprochen und nachträglich eingetragen.

Berichtet der Patient darüber, die in der letzten Therapiestunde vorbesprochenen und eingetragenen Aktivitäten nicht oder nicht vollständig ausgeführt zu haben, werden die Umstände und Details der entsprechenden Situation eingehend besprochen. Bei nicht ausgeführten Aktivitäten unterbleibt das Lob durch den Therapeuten und der entsprechende Eintrag im Wochenplan wird durchgestrichen.

Im Anschluss erfolgt die Planung der Aktivitäten für die kommenden Tage bis zur nächsten Therapiesitzung. Abhängig vom Aktivitätsniveau und der bisher gezeigten Mitarbeit entscheidet der Therapeut, in welchem Maß er ermutigend und direktiv bei der Gestaltung des Wochenplans eingreift.

Besondere Berücksichtigung finden hier gegebenenfalls die Angebote des Seniorenheims, in dem der Patient lebt oder in naher Zukunft leben wird. Der Patient soll – sofern noch nicht geschehen – nach einem Aktivitätenplan der Institution fragen und ihn zur nächsten Sitzung mitbringen.

2.6 Block B: Thema „Wohnungswechsel"

Allgemeine Hintergründe für den Wohnungswechsel

Zu Beginn der Bearbeitung des Themenblocks Wohnungswechsel soll der Therapeut den Patienten ermutigen, seinen Gedanken und Gefühlen im Zusammenhang mit dem bereits erfolgten Umzug bzw. dem bevorstehenden Wohnungswechsel und den damit einhergehenden Veränderungen in seinem Leben Ausdruck zu verleihen. Dabei ist ein Wohnungswechsel zu den Angehörigen, in ein Senioren- oder Pflegeheim oder in eine Einrichtung des Betreuten Wohnens gemeint. Im Weiteren wird der Einfachheit halber von einem Wohnungswechsel in ein Seniorenheim gesprochen.

Wir betrachten das Thema Umzug hier primär unter folgenden Gesichtspunkten:
- Der Patient befindet sich schon in einem Seniorenheim, der Wohnungswechsel ist somit schon vollzogen.
- Es steht ein Wohnungswechsel in ein Seniorenheim an. Der Umzug ist schon geplant und wird in naher Zukunft vollzogen.

Ein Wohnungswechsel ist für den Patienten ein einschneidendes Ereignis mit Auswirkungen auf seine Lebensgestaltung. Dem Patienten sollte in dieser Therapiestunde ermöglicht werden, die Gedanken und Befürchtungen, die er im Bezug auf den Wohnungswechsel hat, zu äußern. Der Patient kann aufgrund seiner Situation betroffen und traurig sein, er kann beispielsweise aber auch Wut empfinden. In dieser Stunde sollte die Möglichkeit geboten werden, diese und andere Aspekte im Bezug auf den Wohnungswechsel anzusprechen.

Die Aufgabe des Therapeuten besteht darin, den Patienten bei der Konkretisierung der Aussagen zu unterstützen. Dies kann beispielsweise durch Nachfragen geschehen (z. B. *„Wie kam es zu dem Wohnungswechsel?" „Welche Gründe gab es für den Wohnungswechsel?" „Was wird sich mit Ihrem Wohnungswechsel verändern?"* oder *„Auf was müssen Sie nun verzichten?" „Was haben Sie neu gewonnen?" „Wie ist die Situation momentan?"*).

Der Therapeut sollte sich zum jetzigen Zeitpunkt darauf beschränken, die Gedanken und Befürchtungen des Patienten zu erfassen. Dabei sollte an dieser Stelle darauf verzichtet werden, Erklärungen oder Gegenargumente für die Gedanken des Patienten zu finden. Es sollte genügend Zeit eingeplant werden, um dem einschneidenden Charakter dieses Lebensabschnitts mit dem nötigen Verständnis entgegen kommen zu können.

Mögliche Themen bzw. belastende Inhalte, die vom Patienten geäußert werden, können sein:
- antizipierter bzw. wahrgenommener Autonomieverlust
- Zukunftsangst (Angst vor dem Verlust des Funktionsniveaus, Angst vor körperlicher Morbidität)
- Verlust der Perspektive für die weitere Lebensplanung
- Verlust von sozialen Kontakten (Verlust des Umgangs mit Nachbarn, Bekannten und Freunden usw.)

- Einsamkeit (hervorgerufen durch den Wegzug aus der vertrauten Umgebung bzw. Stadt)
- Wert- und Sinnlosigkeit (Abwertung des eigenen Lebens durch die Heimaufnahme, auch als Rückschluss aus dem Verhalten der Kinder)
- Pflichtleere, Sinnentleerung
- Hilflosigkeit (sich in einem Seniorenheim nicht zurecht zu finden)
- Zorn bzw. Wut auf die eigenen Kinder (den Heimaufenthalt initiiert zu haben oder zumindest nicht verhindert zu haben)
- negative Lebensbilanz (Versagen, Scheitern im Leben)

Zu Beginn des Themas Wohnungswechsel sollte der Patient unterstützt werden bei der Äußerung seiner Gedanken des Autonomieverlusts, der Zukunftsangst oder auch der Hilflosigkeit.

Mögliche Vorteile des Wohnungswechsels

Im Anschluss an die Schilderungen des Patienten ist es die Aufgabe des Therapeuten, in angemessener und verständlicher Form die Auswirkungen eines Wohnungswechsels, falls erforderlich, zu erklären. Dem Patienten soll vermittelt werden, dass seine Probleme ernst genommen werden und hier im Rahmen der Therapie eine mögliche Lösung für die belastende Situation gefunden werden soll.

Es sollte erwähnt werden, dass unter bestimmten Bedingungen ein Aufenthalt in einem Seniorenheim für die Betroffenen durchaus mit positiven Aspekten verbunden ist (*„In dieser Einrichtung haben Sie Gesellschaft."* *„Sie haben in der Einrichtung die Möglichkeit, mit vielen Personen Kontakt aufzunehmen."* *„Sie sind nicht mehr so alleine wie in Ihrer eigenen Wohnung."*).

Die Aufgabe des Therapeuten in dieser Stunde ist es, dem Patienten die Auswirkungen eines Wohnungswechsels zu vermitteln, die einer hohen individuellen Variabilität unterliegen können. Der Patient befindet sich in einem Veränderungsprozess, den der Wohnungswechsel mit sich bringt. Er ist an einer bestimmten Stelle der Verarbeitung und Bewältigung stecken geblieben. Dieses Stocken im Entwicklungsprozess der Verarbeitung des Umzugs versuchen Therapeut und Patient nun in Zusammenarbeit aufzulösen und den Prozess der Bewältigung und Weiterentwicklung voranzutreiben. Im Anschluss können dem Patienten z. B. folgende mögliche Gründe für einen Wohnungswechsel vermittelt werden:
- Erhaltung der eigenen Selbstständigkeit durch den Wohnungswechsel (z. B. seniorengerechte Ausstattung der Räumlichkeiten, die dem Patienten das alltägliche Leben erleichtern)
- Verbesserung der eigenen Lebensumstände und die individuelle Anpassung der Wohnverhältnisse an die eigenen Wünsche
- Vorsorge für ein sich möglicherweise verschlechterndes Funktionsniveau

Nur selten wird von älteren Personen über Verschlechterungen der äußeren Umstände berichtet, die durch den Wohnungswechsel in ein Seniorenheim herbeigeführt wurden. Es finden sich allerdings oft subjektiv wie objektiv erlebte Verbesserungen (Oswald et al. 1999).

Es kann aufgrund von körperlichen Beeinträchtigungen und zum Zweck der Versorgung notwendig geworden sein, Betreuung in einem Seniorenheim in Anspruch zu nehmen. Der Fokus soll auf dem Wohl des Patienten, seiner angemessenen Versorgung und Unterbringung liegen. Dass dies die allein ausschlaggebenden Kriterien sind, kann besonders betont werden. Im Interesse des Patienten wurde die für ihn bestmögliche Lösung der Unterbringung und Versorgung gewählt, die aufgrund seiner individuellen Bedürftigkeit besteht.

Es soll dem Patienten vor allem verdeutlicht werden, dass er innerhalb eines Bewältigungsprozesses steckt, den er durchlaufen muss, und keineswegs in einer Starre oder ausweglosen Situation, auch wenn der augenblickliche Gemütszustand und die vom Patienten individuell interpretierten Rahmenbedingungen ihn dies vermuten lassen.

Progressive Muskelrelaxation

Am Ende der Stunde wird PMR (wie auf S. 36 ff. beschrieben) erneut geübt. Dabei wird gegebenenfalls auf die beim Üben aufgetretenen Schwierigkeiten eingegangen. Der Therapeut sollte den Patienten auf die Möglichkeit der beruhigenden Wirkung des Verfahrens auch in emotional aufgewühlten Situationen hinweisen und ihn gezielt zum Einsatz auffordern.

Hausaufgabe

> **Hausaufgabe für den Patienten:**
> - möglichst detailliertes Führen des Wochenplans
> - Angebote des Seniorenheims in Erfahrung bringen (ggf. den Wochenplan mitbringen)
> - PMR üben
>
> **Hausaufgabe für den Therapeuten:**
> - Überdenken der Wohnsituation des Patienten

9. Stunde

Besprechung des Wochenplans und Aktivierung

Der Therapeut lässt sich vom Patienten erneut den Wochenplan vorlegen. Die bei der letzten Therapiesitzung festgelegten Aktivitäten werden im Detail besprochen. Dabei werden die ausgeführten Aktivitäten vom Therapeuten im Wochenplan mit einem roten Stift abgehakt. Weiterhin sollen die Aktivitäten, die der Patient selbstständig nach der Therapiestunde in den Plan eingetragen hat, ebenfalls besprochen und abgehakt werden. Aktivitäten, die der Patient eigenständig ausgeführt und eingetragen hat, sollen in besonderem Maß aufgegriffen und gelobt werden. Es wird nach weiteren nicht im Wochenplan aufgeführten Aktivitäten gefragt; diese werden gegebenenfalls besprochen und nachträglich eingetragen.

Berichtet der Patient darüber, die in der letzten Therapiestunde vorbesprochenen und eingetragenen Aktivitäten nicht oder nicht vollständig ausgeführt zu haben, werden die Umstände und Details der entsprechenden Situation eingehend besprochen. Bei nicht ausgeführten Aktivitäten unterbleibt das Lob durch den Therapeuten und der entsprechende Eintrag im Wochenplan wird durchgestrichen.

Im Anschluss erfolgt die Planung der Aktivitäten für die kommenden Tage bis zur nächsten Therapiesitzung. Dabei werden nun gegebenenfalls die im Seniorenheim angebotenen Aktivitäten einbezogen. Abhängig vom Aktivitätsniveau und der bisher gezeigten Mitarbeit entscheidet der Therapeut, in welchem Maß er ermutigend und direktiv bei der Gestaltung des Wochenplans eingreift.

Stimuli, Konsequenzen und Kontingenzen des Wohnungswechsels

Wie im Abschnitt „Allgemeine Hintergründe für den Wohnungswechsel" (S. 87 f.) bereits erläutert, soll auch in dieser Stunde der Patient wieder Gelegenheit haben, seine Stimmungslage und Lebenssituation, speziell im Hinblick auf den für ihn belastenden Wohnungswechsel, zu schildern. Der Therapeut sollte grundsätzliches Verständnis für die Situation des Patienten aufbringen. Es soll dem Patienten auch hier wieder ermöglicht werden, seine Gedanken und Befürchtungen Ausdruck zu verleihen.

In dieser Therapiestunde ist die vorrangige Aufgabe des Therapeuten, die Aufmerksamkeit auf den Bewältigungsstil und die Abwehrmechanismen des Patienten zu lenken. Dies verlangt in der Gesprächsführung gezielte Nachfragen (*„Wie gehen Sie damit um?"*), vor allem auch bezogen auf die Kognitionen (*„Was bedeutet das für Sie?"*). Ziel ist das Herausarbeiten des Umgangs des Patienten mit dem Wohnungswechsel und der damit einhergehenden neuen Lebenssituation.

Zu diesem Zeitpunkt soll eine strukturierte Analyse der neuen Lebenssituation erarbeitet werden. Im Mittelpunkt stehen hierbei die Stimulus-, die Konsequenz- und die Kontingenzkontrolle. Das bedeutet ungünstige Verhaltensänderungen nach dem Umzug oder Veränderungen im Verhalten, die mit dem bevorstehenden Wohnungswechsel in Verbindung stehen und die damit zusammenhängenden (aufrechterhaltenden) Bedingungen zu identifizieren. Welches sind die (Außen-)Reize, die eine umzugsbedingte depressive Reaktion auslösen bzw. verstärken (Stimuli)? Was sind die Folgen des für den Patienten situationsbedingt typischen Verhaltens (Konsequenzen)? Was sind gleichzeitig auftretende Bedingungen, Situationen oder Handlungsmuster (Kontingenzen)? Welches sind die Wechselwirkungen?

Die neue Situation und die neue Umgebung können den Patienten in seinem Verhalten hemmen und so die Umgewöhnung erschweren.

Es kann sein, dass der Patient seinen Kindern offen oder unausgesprochen Vorwürfe macht, möglicherweise aufgrund auch schon im Vorfeld empfundener mangelnder Hilfe (*„Würdest Du für mich einkaufen gehen, müsste ich nicht in diesem Heim wohnen!"* *„Hättest Du mich bei Dir aufgenommen, wäre mir das Heim erspart geblieben!"*). Aufgrund der Vorwürfe ziehen sich die Kinder immer mehr zurück, was für den Patienten eine Verschlechterung der Stimmung und vermehrte Isolierung im Bezug auf die sozialen Beziehungen bedeutet.

Ein weiteres Beispiel kann in dem mitunter sehr eng strukturierten Tagesablauf der Einrichtung gesehen werden. Aufgrund der als aufoktroyiert empfundenen Abläufe während des Tages fühlt sich der Patient in seiner Handlungsfreiheit eingeschränkt. Dies kann dazu führen, dass die Stimmung des Betroffenen schlechter wird und er nun auch ehemals geliebten Aktivitäten nicht mehr nachkommen möchte.

Die Bedingungen des Rückzugs müssen im Hinblick darauf geklärt werden, aus welchen Gründen sich der Patient zurückzieht und somit selbst Bedingungen schafft, die ihm das Überwinden des Eingewöhnungs- und Eingliederungsprozesses erschweren oder unmöglich machen. Gegebenenfalls wird gemeinsam nach einer möglichen Lösung für die auftretenden Schwierigkeiten gesucht. Die jeweiligen Gründe können im Detail untersucht werden, um die subjektiven und objektiven Hindernisse aus dem Weg zu räumen.

Es kann problematisch sein, Verhaltensweisen zu unterscheiden, die im Einzelfall bei der Bewältigung der Lebenssituation unterstützen und solchen, die kontraproduktiv wirken. Beispielsweise kann häufiges Spazierengehen Ausdruck von Wohlbefinden oder eine nützliche Aktivität bei der Bewältigung des Wohnungswechsels sein. Andererseits kann das Spazierengehen auch die Funktion einer Flucht aus der Situation haben.

Des Weiteren sind vom Therapeuten Modelle für die Umzugssituation des Patienten zu explorieren. Dies ist zum einen der Umgang mit anderen Wohnungswechseln in der Vorgeschichte des Patienten (*„Wie war es für Sie, als sie* *früher in eine andere Stadt gezogen sind?" „Haben Sie schon mal eine ähnliche Situation durchgemacht?"*). Zum zweiten soll nach dem Umgang mit einem Wohnungswechsel durch Bekannte oder Verwandte gefragt werden.

Diese Stunde wie auch die vorherige dient für den Therapeuten hauptsächlich zur Materialsammlung. Er erhält hier zunächst Anhaltspunkte für die Analyse des individuellen Bedingungsmodells der problematischen neuen Lebenssituation des Patienten; in der nächsten Stunde wird dieses Bedingungsmodell dann dem Patienten unterbreitet und mit ihm durchgearbeitet. Zusätzlich dient die Exploration bis zu diesem Zeitpunkt aber auch dazu, dem Patienten mögliche funktionale Zusammenhänge durch einfache Befragung bewusst zu machen. Es sollen in dieser Stunde ebenfalls noch einmal die positiven Aspekte und Konsequenzen des Wohnungswechsels, wie sie in der vorhergehenden Stunde angesprochen wurden, gemeinsam mit dem Patienten herausgearbeitet werden.

Progressive Muskelrelaxation

Am Ende der Stunde wird PMR (wie auf S. 36 ff. beschrieben) erneut geübt. Dabei wird gegebenenfalls auf die beim Üben aufgetretenen Schwierigkeiten eingegangen. Der Therapeut sollte den Patienten auf die Möglichkeit der beruhigenden Wirkung des Verfahrens auch in emotional aufgewühlten Situationen hinweisen und ihn gezielt zum Einsatz auffordern.

Hausaufgabe

Hausaufgabe für den Patienten:
- im Detail überlegen, was sich verändert hat bzw. was sich verändern könnte (im Sinne der Bewältigungsstrategien)
- Selbstbeobachtung
- möglichst detailliertes Führen des Wochenplans
- PMR üben

Hausaufgabe für den Therapeuten:
- Erarbeiten des Bedingungsmodells des Wohnungswechsels; es mag eventuell hilfreich sein, sich zur eigenen Verdeutlichung und Systematisierung Notizen zu machen oder kleine Skizzen anzufertigen (z. B. in Form des SORK-Modells, wie in Abb. 2 dargestellt).

> S: andere pflegebedürftige Heimbewohner, Pflegepersonal, pflegegerechte bzw. behindertengerechte Einrichtung
> ↓
> O: körperliche Beschwerden, negative Erwartungshaltung
> ↓
> R: Zukunftsängste, Gefühl der Wertlosigkeit und Sinnlosigkeit
> ↓
> K: sozialer Rückzug, Inaktivität

Exemplarisches Bedingungsmodell eines Patienten (Auszug)   Abb. 2

10. Stunde

Besprechung des Wochenplans und Aktivierung

Der Therapeut lässt sich vom Patienten erneut den Wochenplan vorlegen. Die bei der letzten Therapiesitzung festgelegten Aktivitäten werden im Detail besprochen. Dabei werden die ausgeführten Aktivitäten vom Therapeuten im Wochenplan mit einem roten Stift abgehakt. Weiterhin sollen die Aktivitäten, die der Patient selbstständig nach der Therapiestunde in den Plan eingetragen hat, ebenfalls besprochen und abgehakt werden. Aktivitäten, die der Patient eigenständig ausgeführt und eingetragen hat, sollen in besonderem Maß aufgegriffen und gelobt werden. Es wird nach weiteren nicht im Wochenplan aufgeführten Aktivitäten gefragt; diese werden gegebenenfalls besprochen und nachträglich eingetragen.

Berichtet der Patient darüber, die in der letzten Therapiestunde vorbesprochenen und eingetragenen Aktivitäten nicht oder nicht vollständig ausgeführt zu haben, werden die Umstände und Details der entsprechenden Situation eingehend besprochen. Bei nicht ausgeführten Aktivitäten unterbleibt das Lob durch den Therapeuten und der entsprechende Eintrag im Wochenplan wird durchgestrichen.

Im Anschluss erfolgt die Planung der Aktivitäten für die kommenden Tage bis zur nächsten Therapiesitzung. Abhängig vom Aktivitätsniveau und der bisher gezeigten Mitarbeit entscheidet der Therapeut, in welchem Maß er ermutigend und direktiv bei der Gestaltung des Wochenplans eingreift.

Bedingungsmodell der Schwierigkeiten mit der neuen Wohnsituation

Nachdem der Therapeut in den letzten beiden Stunden die Schilderungen des Patienten aufgenommen und nach der letzten Sitzung analysiert hat (s. Abschn. „Hausaufgaben des Therapeuten" am Ende der 9. Stunde) ist es nun seine Aufgabe, dem Patienten ein individuelles Bedingungsmodell seiner neuen Situation zu vermitteln und zu erläutern. Dies sollte zunächst ausgehen von den unmittelbaren Schilderungen des Patienten („*Sie haben erzählt, dass Sie seit Sie im Seniorenheim wohnen kaum noch vor Ihre Zimmertür gehen.*" „*Sie haben erzählt, dass Sie die Befürchtung haben, durch Ihren Heimaufenthalt ähnlich gebrechlich zu werden wie andere Bewohner.*") und dann weitergeführt werden zu den sich daraus ergebenden Schlussfolgerungen. Wesentlich ist die für den Patienten verständliche Darstellung der funktionalen Bedingungszusammenhänge. Es empfiehlt sich, diese nicht nur vorzutragen, sondern im Gespräch mit dem Patienten zu entdecken und entwickeln („*Glauben Sie, dass Ihnen das gut tut?*" „*Könnten Sie sich vorstellen, das auch ganz anders zu machen?*").

Das gleiche gilt für die zu empfehlenden Verhaltensmodifikationen. Diese sollten mit dem Patienten schrittweise, in Form von Teilzielen geplant werden. Dabei sollten realistische und vom Patienten durchführbare Einzelschritte berücksichtigt werden. So ist dem Patienten z. B. nicht zu empfehlen, seine Zeit nur noch mit den anderen Bewohnern im Gemeinschaftsraum zu verbringen. Zu Gunsten der sozialen Beziehungen und Aktivität sollte der Therapeut aber dazu anregen, an den angebotenen Unternehmungen teilzunehmen („*Ihre Mitbewohner würden sich sicherlich freuen, Sie beim Kaffeetisch willkommen zu heißen.*").

Ähnliche Abstufungen lassen sich für alle möglichen auftretenden problematischen Verhaltensweisen finden. Besonders ist darauf zu achten im Zusammenhang mit der Aktivitätenplanung und der Führung des Wochenplans. Auf jeden Fall sollte bei dem Versuch der Verringerung problematischer Verhaltensexzesse oder -defizite eine Substitution durch für wertvoll erachtete Tätigkeiten vorgenommen werden. Diese sollten für den Patienten angenehm und erstrebenswert sein.

Einerseits ist dem Patienten durchaus die Situation zu erklären, andererseits muss darauf geachtet werden, dass ein belehrender Charakter und Tonfall vermieden wird. Auch hier können wieder die positiven Auswirkungen eines Wohnungswechsels, wie schon in der achten Stunde erwähnt, betont werden. Es muss für den Patienten ersichtlich immer sein Wohlbefinden und Weiterkommen im Mittelpunkt stehen („*Würden Sie sich besser fühlen, wenn …?*").

Die Darstellung und Vermittlung des Bedingungsmodells ist das Ergebnis aus der Exploration und die Voraussetzung für die Entwicklung der Perspektiven (in der nächsten Stunde). Es ist wichtig, dass der Patient die Zusammenhänge erkennt und auch für sich akzeptiert. Dies erfordert Feingefühl sowohl in der Argumentation wie auch in der Kommunikation.

Progressive Muskelrelaxation

Am Ende der Stunde wird PMR (wie auf S. 36 ff. aufgeführt) erneut geübt. Dabei wird gegebenenfalls auf die beim Üben aufgetretenen Schwierigkeiten eingegangen. Der Therapeut sollte den Patienten auf die Möglichkeit der beruhigenden Wirkung des Verfahrens auch in emotional aufgewühlten Situationen hinweisen und ihn gezielt zum Einsatz auffordern.

Hausaufgabe

> **Hausaufgabe für den Patienten:**
> - möglichst detailliertes Führen des Wochenplans
> - zusätzliche Aktivitätsmöglichkeiten erschließen
> - Überdenken des Bedingungsmodells
> - PMR üben
>
> **Hausaufgabe für den Therapeuten:**
> - Überdenken des Bedingungsmodells und der sich daraus ergebenden Perspektiven

11. Stunde

Besprechen des Wochenplans und Aktivierung

Der Therapeut lässt sich vom Patienten erneut den Wochenplan vorlegen. Die bei der letzten Therapiesitzung festgelegten Aktivitäten werden im Detail besprochen. Dabei werden die ausgeführten Aktivitäten vom Therapeuten im Wochenplan mit einem roten Stift abgehakt. Weiterhin sollen die Aktivitäten, die der Patient selbstständig nach der Therapiestunde in den Plan eingetragen hat, ebenfalls besprochen und abgehakt werden. Aktivitäten, die der Patient eigenständig ausgeführt und eingetragen hat, sollen in besonderem Maß aufgegriffen und gelobt werden. Es wird nach weiteren nicht im Wochenplan aufgeführten Aktivitäten gefragt; diese werden gegebenenfalls besprochen und nachträglich eingetragen.

Berichtet der Patient darüber, die in der letzten Therapiestunde vorbesprochenen und eingetragenen Aktivitäten nicht oder nicht vollständig ausgeführt zu haben, werden die Umstände und Details der entsprechenden Situation eingehend besprochen. Bei nicht ausgeführten Aktivitäten unterbleibt das Lob durch den Therapeuten und der entsprechende Eintrag im Wochenplan wird durchgestrichen.

Im Anschluss erfolgt die Planung der Aktivitäten für die kommenden Tage bis zur nächsten Therapiesitzung. Abhängig vom Aktivitätsniveau und der bisher gezeigten Mitarbeit entscheidet der Therapeut, in welchem Maß er ermutigend und direktiv bei der Gestaltung des Wochenplans eingreift.

Perspektiven

Das Ziel dieser Therapiestunde ist das Annehmen der neuen Lebenssituation durch den Patienten zu erleichtern. Das hat Folgen für das soziale Eingebundensein und die Aktivität. Dazu sollen aus dem Bedingungsmodell abgeleitete Verhaltensänderungen, Einstellungen und Perspektiven des Patienten thematisiert werden. Vor allem die Akzeptanz und das Arrangieren mit der Realität stehen im Mittelpunkt. Dies bedeutet zunächst die Bestandsaufnahme der Realität (wie in den bisherigen Stunden geschehen). Das Einfinden in die neue Situation soll durch gezielte Ermutigung erleichtert werden. Mit dem Patienten werden die vorhandenen Möglichkeiten konkret durchgesprochen. Dies ist im Zusammenhang zu sehen mit dem Modell der „Selektiven Optimierung und Kompensation". Das heißt, dass sicherlich einige Dinge nicht mehr möglich sind, dafür andere wertvolle Aspekte durchaus noch ausgenutzt und genossen werden können. Wichtig ist vor allem die Lenkung der Aufmerksamkeit weg vom Wohnungswechsel hin zum produktiven Führen des eigenen Lebens und der Gestaltung der sozialen Beziehungen in der neuen Lebenssituation. Die zurückliegenden Stunden zum Thema „Wohnungswechsel" sollen zusammengefasst und mit dem Patienten rekapituliert werden. Das Bedingungsmodell liefert den Ausgangspunkt für die anzustrebenden Veränderungen. Um das funktionale Geflecht aufzulösen oder zumindest zu lockern, ist es wichtig, dass das Bedingungsmodells vom Patienten angenommen und akzeptiert wird. Aus den als problematisch erkannten Verhaltensweisen, die aufgrund des Wohnungswechsels eingetreten sind, werden die Empfehlungen abgeleitet und die Perspektiven entwickelt. Es ist darauf zu achten, dass Ziele *mit* dem Patienten erarbeitet werden und realistisch sind.

Ein häufig auftretendes Thema ist die Trauer über den Verlust von sozialen Beziehungen durch den Heimaufenthalt. Dieser führt in übermäßigem Ausmaß zu sozialem Rückzug, Inaktivität und somit zur Aufrechterhaltung der depressiven Symptomatik. Ist die Häufigkeit des Auftretens dieser Gedanken oder Äußerungen problematisch, sollten die dem Patienten empfohlenen Handlungsalternativen möglichst konkret und niederschwellig sein. Die Ziele müssen für den Patienten erreichbar sein und ein wünschenswertes Ziel beinhalten. Deswegen ist immer auch eine positive und konkrete Handlungsalternative vorzuschlagen (z. B. *„Wie wäre es, wenn Sie einmal den Kaffeetisch besuchen würden. Ihre Mitbewohner würden sich über Ihren Besuch sicherlich freuen." „Gehen Sie doch einmal in den angebotenen Gottesdienst oder in die angebotene Singstunde."* oder *„Wäre es nicht nett, wenn Sie wieder einmal Ihre Freundin anrufen würden."*).

2.6 Block B: Thema „Wohnungswechsel"

Es ist wichtig, dem Patienten deutlich zu machen, dass die Therapie eine Starthilfe ist. Innerhalb der Therapie werden kleine Schritte gemacht, die der Patient in der Fortführung dann selbst ausbauen muss. Es handelt sich hier nicht um eine komplette „Bewältigung eines Wohnungswechsels", hier soll aber der Anstoß erfolgen und sich die Perspektive eröffnen für das weitere Handeln des Patienten. Dieses Modell einer „Initialzündung" muss dem Patienten vermittelt werden, was vor allem auch Bestandteil der zwölften und letzten Stunde sein soll.

Progressive Muskelrelaxation

Am Ende der Stunde wird PMR (wie auf S. 36 ff. beschrieben) erneut geübt. Dabei wird gegebenenfalls auf die beim Üben aufgetretenen Schwierigkeiten eingegangen. Der Therapeut sollte den Patienten auf die Möglichkeit der beruhigenden Wirkung des Verfahrens auch in emotional aufgewühlten Situationen hinweisen und ihn gezielt zum Einsatz auffordern.

Hausaufgabe

Hausaufgabe für den Patienten:
- möglichst detailliertes Führen des Wochenplans
- zusätzliche Aktivitätsmöglichkeiten erschließen
- PMR üben

Hausaufgabe für den Therapeuten:
- Vorbereiten der Abschlussstunde

2.7 Block B: Thema „Problematisch erlebte Veränderungen durch das Altern"

8. Stunde

Besprechung des Wochenplans

Der Therapeut lässt sich vom Patienten erneut den Wochenplan vorlegen. Die bei der letzten Therapiesitzung festgelegten Aktivitäten werden im Detail besprochen. Dabei werden die ausgeführten Aktivitäten vom Therapeuten im Wochenplan mit einem roten Stift abgehakt. Weiterhin sollen die Aktivitäten, die der Patient selbstständig nach der Therapiestunde in den Plan eingetragen hat, ebenfalls besprochen und abgehakt werden. Aktivitäten, die der Patient eigenständig ausgeführt und eingetragen hat, sollen in besonderem Maß aufgegriffen und gelobt werden. Es wird nach weiteren nicht im Wochenplan aufgeführten Aktivitäten gefragt; diese werden gegebenenfalls besprochen und nachträglich eingetragen.

Berichtet der Patient darüber, die in der letzten Therapiestunde vorbesprochenen und eingetragenen Aktivitäten nicht oder nicht vollständig ausgeführt zu haben, werden die Umstände und Details der entsprechenden Situation eingehend besprochen. Bei nicht ausgeführten Aktivitäten unterbleibt das Lob durch den Therapeuten und der entsprechende Eintrag im Wochenplan wird durchgestrichen.

Im Anschluss erfolgt die Planung der Aktivitäten für die kommenden Tage bis zur nächsten Therapiesitzung. Abhängig vom Aktivitätsniveau und der bisher gezeigten Mitarbeit entscheidet der Therapeut, in welchem Maß er ermutigend und direktiv bei der Gestaltung des Wochenplans eingreift.

2.7 Block B: Thema „Problematisch erlebte Veränderungen"

Veränderungen durch das Altern und sein Erleben durch den Patienten

Höheres Lebensalter geht häufig mit einem Verlust an sozialen Funktionen einher, z. B Aufgabe der Berufstätigkeit, Veränderungen der Funktion in der Familie, insbesondere der Elternrolle, aber auch Veränderungen im gesellschaftlichen Leben (Vereine, Kirche, Freunde). Betagte entwickeln ein Gefühl des Im-Weg-Seins oder des Überflüssig-Seins. Häufig ist mit der Entpflichtung von Rollen eine Statusreduktion verbunden (Tews 1983). Es kommt zur Verminderung von Leistungen in verschiedensten Funktionsbereichen (motorische und sensorische Fähigkeiten, körperliche Leistungsfähigkeit und der entmutigende Vergleich mit Jüngeren) und zur Einschränkung von individuellen Kompetenzen. Neben dem Ersatz von Funktionen durch ausgeweitete oder neue andersartige Tätigkeiten, stellt das Akzeptieren und konstruktive Verarbeiten dieser Veränderung eine große psychische Aufgabe dar. Wenn diese Aufgabe misslingt, kann sich ein starkes Gefühl der Sinnlosigkeit und Vergeblichkeit des Daseins entwickeln, das zum Auftreten und zur Aufrechterhaltung depressiver Symptomatik führen kann („anomische Depression") (Lehr 1979a; Oswald und Fleischmann 1983).

Barrett und Havighurst beschreiben das Altern als Bewältigung von Entwicklungsaufgaben (Barrett 1972; Havighurst 1972). So bringt das Alter einen Rückzug von den sich stärker durch Aktivität auszeichnenden Rollen des mittleren Erwachsenenalters mit sich; gefordert wird vom alternden Menschen ein Engagement in anderen Rollenbereichen (z. B. Großelternrolle). Folgende Entwicklungsaufgaben werden beschrieben:
- Anpassung an den Ruhestand und ein vermindertes Einkommen
- Anpassung an abnehmende körperliche Leistungsfähigkeit
- Anpassung an eine Veränderung familienbezogener Rollen
- Akzeptieren des Umstandes den Status eines älteren Menschen erlangt zu haben, Bejahung der Zugehörigkeit zu dieser Altersgruppe
- Anpassung an die Veränderung der Sexualität
- Neuorientierung der Lebensweise im Hinblick auf die Dimension Abhängigkeit – Unabhängigkeit; von der Rolle des Gebenden zu der des Nehmenden

Diese Entwicklungsaufgaben werden in der Literatur kontrovers diskutiert. Kritisiert wird unter anderem, dass sich diese Aufgaben nicht in jedem individuellen Fall und schon gar nicht in gleicher Weise und strukturiert stellen. Sicher erscheint jedoch, dass bei Auftreten einer dieser Aufgaben eine nicht gemeisterte oder mangelhafte Lösung Ausgangspunkt einer depressiven Entwicklung sein kann.

Außerdem kann für den alternden Menschen die zunehmend ins Blickfeld rückende Endlichkeit des Lebens eine Depression auslösen oder verstärken. Es kommt zum Bewusstwerden, dass der eigene Tod immer näher rückt (Wittkowski 2003). Häufig führt dies zu einem umfassenden Lebensrückblick bei älteren Menschen, zur Bilanzierung des eigenen Lebens. Deckt sich das Bilanzierte nicht mit dem eigentlich Gewollten und ist der Mensch unzufrieden mit seinem hinter ihm liegenden Leben und dem Erreichten, ist es schwierig für den Alternden die Endlichkeit des eigenen Lebens zu akzeptieren (Birren 1974). Eine depressive Entwicklung wird möglich.

In dieser achten Stunde sollen die belastenden Veränderungen im Zusammenhang mit der depressiven Erkrankung im Leben des Patienten individuell und genau erfasst werden. Dabei wird auf die oben beschriebenen Entwicklungsaufgaben bzw. deren (unzureichende) Lösung eingegangen. Falls als problematisch erkannt, wird auf den Umgang mit dem näher rückenden Sterben eingegangen. Zur psychotherapeutischen Bearbeitung dieses Themenkomplexes soll in dieser Stunde dem Patienten Raum gegeben werden, die als negativ erlebten Veränderungen darzustellen. Der Patient soll jetzt noch wenig direktiv ermutigt werden, vor allem seine negativen Gefühle bezüglich der erlebten Veränderungen Ausdruck zu verleihen. Hat der Patient damit Schwierigkeiten, wird er vom Therapeuten unterstützt.

Mögliche Einstiegsfragen in die Exploration können sein:
- *„Was hat sich nach der Zur-Ruhe-Setzung bei Ihnen verändert?"*
- *„Was bedeutet die abnehmende körperliche Leistungsfähigkeit für Sie?"*
- *„Wie ist Ihre Stellung (Rolle) innerhalb der Familie und wie hat sich diese verändert?"*
- *„Was hat sich für Sie verändert, nachdem ihre Tochter/Ihr Sohn geheiratet hat?"*
- *„Gab es nach der Geburt der Enkelkinder in ihrem Leben Veränderungen?"*
- *„Welche Änderungen brachte es für Sie mit sich, dass ihr Kind ausgezogen ist/auf eigenen Beinen steht?"*
- *„Was heißt es für Sie, dass Sie jetzt zu* Senioren-Nachmittagen *gehen?"*
- *„Was bedeutet Altern für Sie?"*
- *„Hat sich in Ihrer Sexualität etwas (für Sie Belastendes) verändert?"*
- *„Ist Ihr Rat/Ihre Lebenserfahrung noch gefragt?"*
- *„Was bedeutet für Sie die zunehmend erforderliche Hilfe?"*
- *„Wie zufrieden sind Sie mit ihrem Leben?"*
- *„Beschäftigen Sie sich manchmal mit dem Tod oder mit dem Sterben?"*

Der Therapeut sollte sich zum jetzigen Zeitpunkt darauf beschränken, die Gedanken und Befürchtungen des Patienten zu erfassen. Dabei sollte an dieser Stelle – soweit möglich – noch darauf verzichtet werden, Erklärungen oder Gegenargumente für die Gedanken des Patienten zu finden. Es sollte genügend Zeit eingeplant werden für die Ausführungen, um somit dem besonderen Charakter dieses Lebensabschnitts mit dem nötigen Verständnis entgegenkommen zu können.

2.7 Block B: Thema „Problematisch erlebte Veränderungen"

Progressive Muskelrelaxation

Am Ende der Stunde wird PMR (wie auf S. 36 ff. beschrieben) erneut geübt. Dabei wird gegebenenfalls auf die beim Üben aufgetretenen Schwierigkeiten eingegangen. Der Therapeut sollte den Patienten auf die Möglichkeit der beruhigenden Wirkung des Verfahrens auch in emotional aufgewühlten Situationen hinweisen und ihn gezielt zum Einsatz auffordern.

Hausaufgabe

Hausaufgabe für den Patienten:
- im Detail überdenken, was sich problematisch verändert hat in seinem Leben
- Selbstbeobachtung
- möglichst detailliertes Führen des Wochenplans
- PMR üben

Hausaufgabe für den Therapeuten:
- Identifikation des für den Patienten relevanten problematischen Themenkomplexes

9. Stunde

Besprechung des Wochenplans

Der Therapeut lässt sich vom Patienten erneut den Wochenplan vorlegen. Die bei der letzten Therapiesitzung festgelegten Aktivitäten werden im Detail besprochen. Dabei werden die ausgeführten Aktivitäten vom Therapeuten im Wochenplan mit einem roten Stift abgehakt. Weiterhin sollen die Aktivitäten, die der Patient selbstständig nach der Therapiestunde in den Plan eingetragen hat, ebenfalls besprochen und abgehakt werden. Aktivitäten, die der Patient eigenständig ausgeführt und eingetragen hat, sollen in besonderem Maß aufgegriffen und gelobt werden. Es wird nach weiteren nicht im Wochenplan aufgeführten Aktivitäten gefragt; diese werden gegebenenfalls besprochen und nachträglich eingetragen.

Berichtet der Patient darüber, die in der letzten Therapiestunde vorbesprochenen und eingetragenen Aktivitäten nicht oder nicht vollständig ausgeführt zu haben, werden die Umstände und Details der entsprechenden Situation eingehend besprochen. Bei nicht ausgeführten Aktivitäten unterbleibt das Lob durch den Therapeuten und der entsprechende Eintrag im Wochenplan wird durchgestrichen.

Im Anschluss erfolgt die Planung der Aktivitäten für die kommenden Tage bis zur nächsten Therapiesitzung. Abhängig vom Aktivitätsniveau und der bisher gezeigten Mitarbeit entscheidet der Therapeut, in welchem Maß er ermutigend und direktiv bei der Gestaltung des Wochenplans eingreift.

Stimuli, Konsequenzen und Kontingenzen im Zusammenhang mit den Veränderungen durch das Altern

In der neunten Therapiesitzung soll vor allem auf negative Kognitionen eingegangen werden, welche im Zusammenhang mit dem in der vorrausgegangenen Stunde gefundenen Veränderungen im Zusammenhang mit dem Altern einhergehen. Der Patient wird ermutigt, seine negativen Gedanken und Gefühle bezüglich der erlebten Veränderung zu äußern; er wird befragt, welche Überlegungen er sich seit der letzten Stunde dazu gemacht hat – welche Veränderungen er als problematisch in seinem Leben sieht.

In dieser Therapiestunde ist die vorrangige Aufgabe des Therapeuten, die Aufmerksamkeit auf den Bewältigungsstil und die Abwehrmechanismen des Patienten zu lenken. Dies verlangt in der Gesprächsführung gezielte Nachfragen (*„Wie gehen Sie damit um?"*), vor allem auch bezogen auf die Kognitionen (*„Was bedeutet das für Sie?"*). Ziel ist das Herausarbeiten des Umgangs des Patienten mit der durch das Altern eingetretenen neuen Lebenssituation. Genaues Herausarbeiten der als problematisch erkannten Situation kann mit gezielten Fragen – ähnlich wie diesen – erfolgen:

- *„Wie geht es Ihnen damit, dass Ihr Rat scheinbar niemanden mehr interessiert?" „An Ihrer früheren Arbeitsstelle konnten Sie Anweisungen geben – jetzt müssen Sie alles selbst machen, wie gehen Sie damit um?"*
- *„Was belastet Sie am meisten im Zusammenhang mit der abnehmenden körperlichen Belastbarkeit?" „Sie hassen Ihre Falten?"*
- *Was empfinden Sie, wenn jetzt die Schwiegertochter entscheidet, was in der Familie passiert?" „Was empfinden Sie, wenn Ihren Kindern andere Menschen (Freunde, Enkel, ...) wichtiger sind als Sie?"*
- *„Sie sagen das Alter sei für Sie gleichbedeutend mit Abstellgleis – was heißt das?" „Sich jährende Geburts- und Hochzeitstage belasten Sie – warum ist das so?" „Es scheint schwierig für Sie, jetzt Rentner-Tickets im Theater kaufen zu sollen?"*
- *„Was fühlen Sie, wenn ihr Partner häufiger Geschlechtsverkehr wünscht als Sie?"*
- *„Ihr Gefühl der Abhängigkeit lässt Sie also traurig werden? Wie gehen Sie damit um?"*
- *„Wie kommen Sie mit dem Gedanken an den Tod zurecht?" „Sie sind unzufrieden mit ihrem Leben – welche Gründe sehen Sie dafür?"*

2.7 Block B: Thema „Problematisch erlebte Veränderungen"

Zu diesem Zeitpunkt soll nun eine strukturierte Analyse der Veränderungen bzw. des Umgangs mit den Veränderungen vorgenommen werden. Der Therapeut richtet sein Augenmerk auf die Stimulus-, die Konsequenz- und die Kontingenzkontrolle. Das heißt für den Patienten ungünstige und einer Bewältigung nicht dienliche Verhaltensänderungen bzw. -weisen im Rahmen des Alterns oder in der neuen Rolle werden identifiziert und die damit zusammenhängenden (aufrechterhaltenden) Bedingungen gesucht. Welches sind die (Außen-)Reize, die eine depressive Reaktion auslösen bzw. verstärken (Stimuli)? Was sind die Folgen des für den Patienten situationsbedingt typischen Verhaltens (Konsequenzen)? Was sind gleichzeitig auftretende Bedingungen, Situationen oder Handlungsmuster (Kontingenzen)? Welches sind die Wechselwirkungen?

Diese Stunde wie auch die vorherige dient für den Therapeuten hauptsächlich zur Materialsammlung. Er erhält bis hierhin Anhaltspunkte für die Analyse des Bedingungsmodells der problematisch erlebten Veränderungen durch das Altern bzw. des Rollenwechsels; in der nächsten Stunde wird dieses Bedingungsmodell mit dem Patienten besprochen und bearbeitet. Zusätzlich dient die Exploration bis zu diesem Zeitpunkt aber auch dazu, dem Patienten mögliche funktionale Zusammenhänge durch einfache Befragung bewusst zu machen. Er kann seine Verhaltensänderungen als mehr oder minder taugliche Versuche des Arrangierens mit der neuen Situation begreifen und letztendlich sich selbst besser verstehen.

Progressive Muskelrelaxation

Am Ende der Stunde wird PMR (wie auf S. 36 ff. beschrieben) erneut geübt. Dabei wird gegebenenfalls auf die beim Üben aufgetretenen Schwierigkeiten eingegangen. Der Therapeut sollte den Patienten auf die Möglichkeit der beruhigenden Wirkung des Verfahrens auch in emotional aufgewühlten Situationen hinweisen und ihn gezielt zum Einsatz auffordern.

S: Lesen von Todesanzeigen in der Zeitung
↓
O: körperliche Beschwerden
↓
R: „Ich bin auch bald dran zu sterben"
↓
K: „Dann brauch' ich auch nichts mehr zu unternehmen" (Inaktivität)

Exemplarisches Bedingungsmodell eines Patienten (Auszug) Abb. 3

Hausaufgabe

Hausaufgabe für den Patienten:
- Selbstbeobachtung
- möglichst detailliertes Führen des Wochenplans
- PMR üben

Hausaufgabe für den Therapeuten:
- Überprüfung des für den Patienten relevanten problematischen Themenkomplexes
- Erarbeiten des Bedingungsmodells der altersbedingten Veränderung; es mag eventuell hilfreich sein, sich zur eigenen Verdeutlichung und Systematisierung Notizen zu machen oder kleine Skizzen anzufertigen (z. B. in Form des SORK-Modells, wie in Abb. 3 dargestellt)

10. Stunde

Besprechung des Wochenplans und Aktivierung

Der Therapeut lässt sich vom Patienten erneut den Wochenplan vorlegen. Die bei der letzten Therapiesitzung festgelegten Aktivitäten werden im Detail besprochen. Dabei werden die ausgeführten Aktivitäten vom Therapeuten im Wochenplan mit einem roten Stift abgehakt. Weiterhin sollen die Aktivitäten, die der Patient selbstständig nach der Therapiestunde in den Plan eingetragen hat, ebenfalls besprochen und abgehakt werden. Aktivitäten, die der Patient eigenständig ausgeführt und eingetragen hat, sollen in besonderem Maß aufgegriffen und gelobt werden. Es wird nach weiteren nicht im Wochenplan aufgeführten Aktivitäten gefragt; diese werden gegebenenfalls besprochen und nachträglich eingetragen.

Berichtet der Patient darüber, die in der letzten Therapiestunde vorbesprochenen und eingetragenen Aktivitäten nicht oder nicht vollständig ausgeführt zu haben, werden die Umstände und Details der entsprechenden Situation eingehend besprochen. Bei nicht ausgeführten Aktivitäten unterbleibt das Lob durch den Therapeuten und der entsprechende Eintrag im Wochenplan wird durchgestrichen.

Im Anschluss erfolgt die Planung der Aktivitäten für die kommenden Tage bis zur nächsten Therapiesitzung. Abhängig vom Aktivitätsniveau und der bisher gezeigten Mitarbeit entscheidet der Therapeut, in welchem Maß er ermutigend und direktiv bei der Gestaltung des Wochenplans eingreift.

2.7 Block B: Thema „Problematisch erlebte Veränderungen"

Bedingungsmodell der problematisch erlebten Veränderungen durch das Alter

Nachdem der Therapeut in den letzten beiden Stunden die Schilderungen des Patienten aufgenommen und nach der letzten Sitzung analysiert hat (s. Abschn. „Hausaufgaben des Therapeuten" am Ende der 9. Stunde) ist es nun seine Aufgabe, dem Patienten ein individuelles Bedingungsmodell seiner als problematisch erkannten Alternsveränderungen zu vermitteln und zu erläutern. Dies sollte zunächst ausgehen von den unmittelbaren Schilderungen des Patienten („*Seit ich im Ruhestand bin, interessiert sich niemand mehr für mich.*" „*Als Oma habe ich nichts mehr zu sagen innerhalb der Familie.*"), und dann weitergeführt werden zu den sich daraus ergebenden Schlussfolgerungen („*Ich habe versagt im Leben.*"). Wesentlich ist die für den Patienten verständliche Darstellung der funktionalen Bedingungszusammenhänge. Es empfiehlt sich, diese nicht nur vorzutragen, sondern im Gespräch mit dem Patienten zu entdecken und entwickeln („*Glauben Sie, dass ihr Verhalten förderlich ist in ihrer Situation?*" „*Könnten Sie sich vorstellen, das auch ganz anders zu machen?*").

Das gilt im gleichen Maße für die zu empfehlenden Modifikationen. Diese sollten dem Patienten in erreichbaren Schritten nahe gebracht werden. Im sokratischen Dialog soll dem Patienten geholfen werden, seine krankheitsaufrechterhaltenden Verhaltensweisen zu identifizieren, und es sollen alternative Wege im Umgang mit der neuen Situation aufgezeigt werden.

> **Beispiel:** Eine andauernde Beschäftigung mit dem Tod (z. B. in Form von Lesen von Todesanzeigen in der Zeitung) führt dazu, dass der Patient in diesem Denken gefangen ist. Der Patient zieht sich zurück, „vergräbt" sich inaktiv in seiner Wohnung. Dem Patienten wird aufgezeigt, dass diese Inaktivität eine falsche Schlussfolgerung darstellt. Es kann kein sinnvoller Umgang mit dem Phänomen des Todes sein, dass man sich ständig damit beschäftigt und sozial zurückzieht. Die beim Patienten relevanten Kausalitäten werden vermittelt. Aufgezeigt werden die die Situation fortbedingenden Gedanken oder Verhaltensweisen. Im Anschluss werden mit dem Patienten mögliche Alternativen erarbeitet.

Im Wochenplan kann auf diese Umstände bevorzugt eingegangen werden.

Einerseits ist dem Patienten durchaus die Situation zu erklären, andererseits muss darauf geachtet werden, dass ein „belehrender" Charakter und Tonfall vermieden wird. Es muss für den Patienten ersichtlich immer sein Wohlbefinden und Weiterkommen im Mittelpunkt stehen („*Würden Sie sich besser fühlen, wenn …?*").

Die Darstellung und Vermittlung des Bedingungsmodells ist das Ergebnis aus der Exploration und die Voraussetzung für die Entwicklung der Perspektiven (in der nächsten Stunde). Es ist wichtig, dass der Patient die Zusammenhänge erkennt und auch für sich akzeptiert. Dies erfordert Feingefühl sowohl in der Argumentation wie auch in der Kommunikation.

Progressive Muskelrelaxation

Am Ende der Stunde wird PMR (wie auf S. 36 ff. beschrieben) erneut geübt. Dabei wird gegebenenfalls auf die beim Üben aufgetretenen Schwierigkeiten eingegangen. Der Therapeut sollte den Patienten auf die Möglichkeit der beruhigenden Wirkung des Verfahrens auch in emotional aufgewühlten Situationen hinweisen und ihn gezielt zum Einsatz auffordern.

Hausaufgabe

> **Hausaufgabe für den Patienten:**
> - möglichst detailliertes Führen des Wochenplans
> - Üben alternativen Verhaltens
> - PMR üben
>
> **Hausaufgabe für den Therapeuten:**
> - Überdenken des Bedingungsmodells und der sich daraus ergebenden Perspektiven für die Zukunft

11. Stunde

Besprechung des Wochenplans und Aktivierung

Der Therapeut lässt sich vom Patienten erneut den Wochenplan vorlegen. Die bei der letzten Therapiesitzung festgelegten Aktivitäten werden im Detail besprochen. Dabei werden die ausgeführten Aktivitäten vom Therapeuten im Wochenplan mit einem roten Stift abgehakt. Weiterhin sollen die Aktivitäten, die der Patient selbstständig nach der Therapiestunde in den Plan eingetragen hat, ebenfalls besprochen und abgehakt werden. Aktivitäten, die der Patient eigenständig ausgeführt und eingetragen hat, sollen in besonderem Maß aufgegriffen und gelobt werden. Es wird nach weiteren nicht im Wochenplan aufgeführten Aktivitäten gefragt; diese werden gegebenenfalls besprochen und nachträglich eingetragen.

Berichtet der Patient darüber, die in der letzten Therapiestunde vorbesprochenen und eingetragenen Aktivitäten nicht oder nicht vollständig ausgeführt zu haben, werden die Umstände und Details der entsprechenden Situation eingehend besprochen. Bei nicht ausgeführten Aktivitäten unterbleibt das Lob durch den Therapeuten und der entsprechende Eintrag im Wochenplan wird durchgestrichen.

Im Anschluss erfolgt die Planung der Aktivitäten für die kommenden Tage bis zur nächsten Therapiesitzung. Abhängig vom Aktivitätsniveau und der bisher gezeigten Mitarbeit entscheidet der Therapeut, in welchem Maß er ermutigend und direktiv bei der Gestaltung des Wochenplans eingreift.

Perspektiven

In der elften Stunde sollen aus dem Bedingungsmodell abgeleitete Verhaltensänderungen, Einstellungen und Perspektiven des Patienten thematisiert werden. Vor allem das Akzeptieren oder das Arrangieren mit der Realität stehen im Mittelpunkt. Dies bedeutet zunächst die Bestandsaufnahme der Veränderungen durch das Alter (wie in den bisherigen Stunden geschehen). Mit dem Patienten sollen in dieser Therapiesitzung Möglichkeiten erarbeitet werden, welche das bessere Zurechtkommen unter diesen Bedingungen mit sich bringen. Dies ist durchaus im Zusammenhang zu sehen mit dem Modell der „Selektiven Optimierung und Kompensation". Dies besagt, dass sicherlich einige Dinge nicht mehr möglich sind, dafür andere wertvolle Aspekte durchaus noch ausgenutzt und genossen werden können.

Dem Patienten sollen die positiven Aspekte der Veränderungen im Alter dargelegt werden. Er soll bemerken, dass er nicht ausschließlich einen Verlust, sondern in anderer Hinsicht durchaus einen Gewinn verzeichnen kann. So werden positive Aspekte besonders hervorgehoben (z. B. frei verfügbare Zeit nach Berentung und damit weniger Stress; mehr Zeit für andere angenehme Tätigkeiten; weniger Verantwortung in der Familie und damit sorgenärmeres Leben; Enkelkinder als erfreuliche Ablenkung statt als Zeichen des Alters).

Es wird versucht, dem Patienten zu vermitteln, dass er im Alter nicht der Spielball seiner äußeren Lebensumstände oder biografischer Erfahrungen ist, sondern die Möglichkeit hat, diese Lebensphase aktiv mitzugestalten. Eine konstruktive Auseinandersetzung mit den neuen Anforderungen eröffnet die „Chance des konstruktiven Alterns" (Saup 1991). Als Gegenposition zur Verlustperspektive des Patienten werden Zugewinn-Ereignisse hervorgehoben. Dadurch können Verhaltens-Repertoires erweitert und Erlebnismöglichkeiten vertieft werden.

Bei Unzufriedenheit mit der eigenen Lebensgeschichte und -situation und Angstgefühlen im Zusammenhang mit der Endlichkeit des Lebens soll versucht werden, die Wunschvorstellung mit dem Gelebten in der Rückschau in Einklang zu bringen. Das heißt, der Patient soll lernen, eine bessere Akzeptanz des eigenen Lebens zu finden. Positive Aspekte oder glückliche Lebensabschnitte werden hervorgehoben oder Erfolge der Kinder und Enkel können als Leistung des Patienten anerkannt und gewürdigt werden. Durch eine höhere

Zufriedenheit mit dem eigenen Leben ist häufig die Akzeptanz der Endlichkeit erleichtert (Bühler 1969; Erikson 1988).

Die zurückliegenden Stunden zum Thema Veränderungen durch das Altern sollen zusammengefasst und mit dem Patienten rekapituliert werden. Das Bedingungsmodell liefert den Ausgangspunkt für die anzustrebenden neuen Verhaltens- und Betrachtungsweisen. Um das Geflecht dysfunktionaler Kognitionen und Verhaltensweisen aufzulösen oder zumindest zu lockern, ist es wichtig, dass die Vermittlung des Bedingungsmodells vom Patienten angenommen und akzeptiert wird. Aus den als problematisch erkannten Verhaltensweisen, die aufgrund der altersbedingten Veränderungen eingetreten sind, ergeben sich die Empfehlungen und die Entwicklung der Perspektiven. Es ist darauf zu achten, dass für den Patienten einsichtige und auch erreichbare Ziele gesteckt werden.

Es ist wichtig, dass der Patient die Therapie als Starthilfe begreift. Innerhalb der Therapie werden kleine Schritte gemacht, die der Patient in der Fortführung dann selbst ausbauen muss. Es handelt sich hier nicht um eine komplette Bewältigung der als problematisch erlebten Veränderungen durch das Altern, hier soll aber der Anstoß erfolgen und sich die Perspektive eröffnen für das weitere Handeln des Patienten. Dieses Modell einer Initialzündung muss dem Patienten vermittelt werden, was vor allem auch Bestandteil der zwölften und letzten Stunde sein muss.

Progressive Muskelrelaxation

Am Ende der Stunde wird PMR (wie auf S. 36 ff. beschrieben) erneut geübt. Dabei wird gegebenenfalls auf die beim Üben aufgetretenen Schwierigkeiten eingegangen. Der Therapeut sollte den Patienten auf die Möglichkeit der beruhigenden Wirkung des Verfahrens auch in emotional aufgewühlten Situationen hinweisen und ihn gezielt zum Einsatz auffordern.

Hausaufgabe

> **Hausaufgabe für den Patienten:**
> - möglichst detailliertes Führen des Wochenplans
> - Üben neuer Verhaltensweisen
> - PMR üben
>
> **Hausaufgabe für den Therapeuten:**
> - Vorbereiten der Abschlussstunde

2.8 Abschluss

12. Stunde

In der zwölften Behandlungsstunde soll eine Rekapitulation und Zusammenfassung der Behandlung vorgenommen werden. Es sollen individuelle Schlussfolgerungen und Vorsätze für die weitere Lebensgestaltung und -planung wiederholt und vertieft werden.

Darüber hinaus soll – im Sinne einer Psychoedukation – abschließend und ergänzend Krankheitswissen vermittelt und erforderlichenfalls die Medikamenten-Compliance gefördert werden. Die Weiterbehandlung, Maßnahmen zur Rückfallprophylaxe und das Vorgehen für den Fall einer erneuten Verschlechterung des Befindens werden besprochen. Ein Termin für eine Nachuntersuchung in etwa sechs Monaten wird vereinbart.

Besprechung des Wochenplans und Aktivierung

Der Therapeut lässt sich vom Patienten erneut den Wochenplan vorlegen. Die bei der letzten Therapiesitzung festgelegten Aktivitäten werden im Detail besprochen. Dabei werden die ausgeführten Aktivitäten vom Therapeuten im Wochenplan mit einem roten Stift abgehakt. Weiterhin sollen die Aktivitäten, die der Patient selbstständig nach der Therapiestunde in den Plan eingetragen hat, ebenfalls besprochen und abgehakt werden. Aktivitäten, die der Patient eigenständig ausgeführt und eingetragen hat, sollen in besonderem Maß aufgegriffen und gelobt werden. Es wird nach weiteren nicht im Wochenplan aufgeführten Aktivitäten gefragt; diese werden gegebenenfalls besprochen und nachträglich eingetragen.

Berichtet der Patient darüber, dass er die in der letzten Therapiestunde vorbesprochenen und eingetragenen Aktivitäten nicht oder nicht vollständig ausgeführt hat, werden die Umstände und Details der entsprechenden Situation eingehend besprochen. Bei nicht ausgeführten Aktivitäten unterbleibt das Lob durch den Therapeuten und der entsprechende Eintrag im Wochenplan wird durchgestrichen.

Im Anschluss werden die im Verlauf der Therapie durchgearbeiteten Wochenpläne gemeinsam mit dem Patienten durchgesehen und es werden gemeinsam der Aktivierungsprozess, die dabei erlebten Schwierigkeiten und Fortschritte rekapituliert. Es wird noch einmal eingehend die Bedeutung der Aktivitäten für Lebenszufriedenheit und Wohlbefinden besprochen und der Patient wird zur Fortführung und Erweiterung seiner Aktivitäten angehalten und ermutigt. Mit dem Patienten zusammen wird wie in Tabelle 6 ein Wochenplan für die nächste Zeit erstellt, in dem die regelmäßig wiederkehrenden Termine (z. B. Besuch von Tagesstätten oder Teilnahme an Vereinsaktivitäten) festgehalten werden; weiterhin werden in einer separaten Spalte individuell mögliche Aktivitäten aufgeführt (Vordruck bei den Materialien für die 12. Stunde). Auch der Nachuntersuchungstermin wird auf dem Plan eingetragen. Dieser Termin wird nach einem Intervall von sechs Monaten vereinbart. Die Nachuntersuchung wird am besten bereits jetzt festgelegt; es kann vereinbart werden, dass der Therapeut den Patienten in der Woche vor dem Termin anruft und ihn an den Termin erinnert.

Abschließende Diagnostik

Als Nächstes wird mit dem Patienten am Therapieende erneut zusammenfassend die Schwere der Symptomatik erhoben. Die geschieht mit der Alters-Depressions-Skala, der Montgomery-Asperg-Depressions-Skala und gegebenenfalls der Selbstbeurteilungs-Skala Angst und der Hamilton-Angst-Skala (Vordrucke bei den Materialien für die 1. und 4. Stunde).

Im Anschluss daran werden die Kontrollüberzeugungen des Patienten erfragt (Fragebogen bei den Materialien für die 12. Stunde). Sofern sich im Vergleich zur Erhebung bei Therapiebeginn Veränderungen in Richtung auf mehr Kontrolle durch den Patienten ergeben haben, werden diese Veränderungen mit dem Patienten besprochen. Dabei soll das Ziel verfolgt werden, durch Lob und geeignete Kommentare die internen Kontrollüberzeugungen des Patienten zu stärken.

Beurteilung des Therapieerfolgs

Als nächstes wird mit dem Patienten gemeinsam der Erfolg der Therapie beurteilt. Dazu wird der Bogen mit den Therapiezielen, die mithilfe des Goal Attainment Scaling definiert wurden, zur Hand genommen. Die Therapieziele werden einzeln und im Detail durchgegangen, die verschiedenen Stufen werden besprochen und der aktuelle Stand wird mit einem grünen Textmarker angestrichen.

Im Falle der Notwendigkeit einer unmittelbaren Weiterbehandlung bei unzureichendem Erfolg der bisherigen Therapie wird an dieser Stelle die nächste Behandlungsstufe geplant. Dies kann eine Umstellung der psychotherapeutischen oder medikamentösen Behandlung sein. Es kann auch eine Intensivie-

Wochenplan für die Zeit nach Therapieende (Beispiel)

Tab. 6

Zeit	Montag	Dienstag	Mittwoch	Donnerstag	Freitag	Samstag	Sonntag	Mögliche Aktivitäten
06.00								Spazierengehen
09.00								Agathe anrufen
10.00	Tagesstätte					Wäsche waschen		ins Kino gehen
11.00	Tagesstätte					Wohnung putzen		ins Café gehen
12.00	Tagesstätte				Enkel hüten		Mittagessen bei Tochter	Essen gehen
13.00	Tagesstätte				Enkel hüten			
14.00	Tagesstätte	Senioren-gymnastik			Enkel hüten			
15.00	Tagesstätte					Bügeln		
16.00								
17.00								
18.00				Gesangsverein				
20.00								Nachuntersuchungstermin: Dienstag, 11. November 2005, 14.00

rung des Behandlungs-Settings erwogen werden, z. B. in Form einer teilstationären oder stationären Behandlung.

Die Therapieziele und der Therapieerfolg werden an dieser Stelle mit dem Patienten eingehend besprochen. Dabei wird auch betont, dass die aktuell durchgeführte Therapie bzw. die dabei erzielten Veränderungen lediglich den Anfang eines längeren Veränderungsprozesses darstellen. Dazu kann die Therapie z. B. mit einem Startschuss oder mit einer Weichenstellung verglichen werden.

Selbstmanagement

Dem Patienten wird die durchgeführte Behandlung als „Hilfe zur Selbsthilfe", als zeitlich begrenzter Lernprozess gedeutet, dessen Ziele Selbstbestimmung und Selbstverantwortung sind. Therapie und Therapeut sollen wieder überflüssig gemacht werden, entsprechend dem Ansatz der Selbstmanagement-Therapie (Kanfer et al. 2000).

Die Störung des Patienten wird ihm im Rahmen eines bio-psycho-sozialen Modells multikausal gedeutet. Es werden umfassend und systematisch die beteiligten biologischen, psychologischen und sozialen Bedingungen erfasst und zu der vorliegenden Störung in Bezug gesetzt. Dabei ist die funktionale Verhaltensanalyse wie sie in den Blöcken A und B angewandt wurde, das wichtigste methodische Prinzip.

Mit dem Patienten werden die für ihn relevanten Zusammenhänge und Mechanismen erörtert, die sich daraus ergebenden Konsequenzen und Vorschläge für Verhaltensänderungen werden zusammengefasst und es werden abschließend die nächsten (möglichst konkreten) Schritte zur Verselbstständigung erarbeitet.

Ausblick

Daran schließt sich direkt die Erörterung der weiteren Zukunftspläne des Patienten. Mit dem Patienten werden dann möglichst konkret und eingehend die Pläne für seine Lebensgestaltung in der bevorstehenden Etappe besprochen. Dabei werden insbesondere angesprochen:
- Aktivitäten
- Weiterbehandlung, vor allem im Hinblick auf Medikamenteneinnahme, Rückfallrisiko, Rückfallprophylaxe und das Verhalten bei Rückfällen
- Umgang mit der Symptomatik, z. B. Anwendung von Entspannungsverfahren bei Angst oder körperlichen Beschwerden (ggf. Verweis auf das in Block A erlernte Vorgehen)

2.8 Abschluss

Der Patient wird verabschiedet. Bei etwaigen Dankesbekundungen werden die eigenen Bemühungen des Patienten für den Fortgang der Therapie hervorgehoben (*„Sie haben es im Wesentlichen selbst gemacht!"*) und es wird seine Leistung gewürdigt (*„Es war bestimmt nicht immer einfach für Sie!"*). Dadurch wird angestrebt, die internen Kontrollüberzeugungen des Patienten zu stärken. Gegebenenfalls kann an dieser Stelle auch Sympathie für den Patienten bekundet werden (*„Es hat mich gefreut, Ihnen behilflich sein zu können."*). Mit der Zusage, für Fragen oder Rat zur Verfügung zu stehen, und mit dem Hinweis auf den Nachuntersuchungstermin endet das Therapieprogramm.

3 Evaluation des Therapieprogramms

3 Evaluation des Therapieprogramms

Ein wesentliches Merkmal kognitiv-verhaltenstherapeutischen Arbeitens ist die Erfolgskontrolle mit quantifizierenden Verfahren. Neben der Evaluation der therapeutischen Bemühungen ermöglicht sie zu **Behandlungsbeginn** eine umfassende Erhebung der Symptomatik und Situation des Patienten, was für die Zieldefinition und die Initiierung des therapeutischen Prozesses außerordentlich hilfreich ist. Am **Behandlungsende** kann die erneute Erfassung der Symptomatik und der sozialen Situation helfen, Veränderungen – sofern erfolgt – dem Patienten bewusst zu machen und in den Kontext der zukünftigen Lebensgestaltung und -planung zu stellen. Die entsprechenden Teile der zwölften Behandlungsstunde können auf diese Weise durch standardisierte Untersuchungsverfahren erheblich unterstützt werden.

Besonders möchten wir die Erhebung von **Katamnesen** empfehlen – z. B. sechs und zwölf Monate nach Behandlungsbeginn. Erst auf diese Weise wird eine sinnvolle Evaluation der Therapie auf Ergebnisebene möglich. Das heißt, es ergeben sich insgesamt vier Untersuchungszeitpunkte. Dabei empfehlen wir die Anwendung der folgenden Untersuchungsinstrumente:

- Selbstbeurteilung der Depressivität (Altersdepressionsskala)
- Selbstbeurteilung der Angst (Selbstbeurteilungs-Skala Angst)
- Erhebung der sozialen Situation (Mannheimer Inventar der Lebensverhältnisse im Alter)
- Fremdbeurteilung der Depressivität (Montgomery-Asberg-Depressionsskala)
- Fremdbeurteilung der Angst (Hamilton-Angst-Skala)

Erste Untersuchungen zur Evaluation des dargestellten Therapieprogramms wurden im teilstationären Rahmen der Altentagesklinik am Zentralinstitut für Seelische Gesundheit in Mannheim angestellt. Sie sprechen für eine gute Wirksamkeit.

4 Materialien für die Durchführung des Therapieprogramms

4.1 Materialien für die 1. Stunde

Patient: _____

Therapeut: _____

Datum: _____

Im Vordergrund stehende Beschwerden: _____

Altersdepressions-Skala (ADS)

	Ja	Nein
1. „Sind Sie grundsätzlich mit Ihrem Leben zufrieden?"	☐ (0)	☐ (1)
2. „Haben Sie viele Aktivitäten und Interessen aufgegeben?"	☐ (1)	☐ (0)
3. „Haben Sie das Gefühl, Ihr Leben sei unausgefüllt?"	☐ (1)	☐ (0)
4. „Ist Ihnen oft langweilig?"	☐ (1)	☐ (0)
5. „Sind Sie die meiste Zeit guter Laune?"	☐ (0)	☐ (1)
6. „Haben Sie Angst, dass Ihnen etwas Schlimmes zustoßen wird?"	☐ (1)	☐ (0)
7. „Fühlen Sie sich die meiste Zeit glücklich?"	☐ (0)	☐ (1)
8. „Fühlen Sie sich oft hilflos?"	☐ (1)	☐ (0)
9. „Bleiben Sie lieber zu Hause, anstatt auszugehen und Neues zu unternehmen?"	☐ (1)	☐ (0)
10. „Glauben Sie, mehr Probleme mit dem Gedächtnis zu haben als die meisten anderen?"	☐ (1)	☐ (0)
11. „Finden Sie, es sei schön, jetzt zu leben?"	☐ (0)	☐ (1)
12. „Kommen Sie sich in Ihrem jetzigen Zustand ziemlich wertlos vor?"	☐ (1)	☐ (0)
13. „Fühlen Sie sich voller Energie?"	☐ (0)	☐ (1)
14. „Finden Sie, dass Ihre Situation hoffnungslos ist?"	☐ (1)	☐ (0)
15. „Glauben Sie, dass es den meisten Leuten besser geht als Ihnen?"	☐ (1)	☐ (0)

Summenwert: _____

Adler: VEDIA
© 2005 Schattauer GmbH, Verlag für Medizin und Naturwissenschaften, Stuttgart

Montgomery Asberg Depression Rating Scale (MADRS)

1. Sichtbare Traurigkeit

Dieses Item beinhaltet die sich in Sprache, Mimik und Haltung ausdrückende Mutlosigkeit, Niedergeschlagenheit und Verzweiflung.

- ☐ (0) Keine Traurigkeit.
- ☐ (1)
- ☐ (2) Sieht niedergeschlagen aus, ist aber ohne Schwierigkeiten aufzuheitern.
- ☐ (3)
- ☐ (4) Wirkt die meiste Zeit über traurig und unglücklich.
- ☐ (5)
- ☐ (6) Sieht die ganze Zeit über traurig und unglücklich aus. Extreme Niedergeschlagenheit.

2. Berichtete Traurigkeit

Beinhaltet die vom Patienten berichtete traurige Stimmung, gleichgültig ob sich diese sichtbar ausdrückt oder nicht, einschließlich Entmutigung, Niedergeschlagenheit, dem Gefühl der Hilflosigkeit und Hoffnungslosigkeit. Bewerten Sie nach Stärke, Dauer und dem Ausmaß der Stimmungsbeeinflussbarkeit durch äußere Ereignisse.

- ☐ (0) Vorübergehende Traurigkeit je nach den Umständen.
- ☐ (1)
- ☐ (2) Traurig oder mutlos, jedoch ohne Schwierigkeiten aufzuheitern.
- ☐ (3)
- ☐ (4) Intensives Gefühl der Traurigkeit und Hoffnungslosigkeit. Die Stimmung ist jedoch immer noch durch äußere Umstände beeinflussbar.
- ☐ (5)
- ☐ (6) Andauernde oder unveränderliche Traurigkeit, Mutlosigkeit oder Hoffnungslosigkeit.

3. Innere Spannung

Beinhaltet sowohl ein schwer definierbares Gefühl von Missbehagen als auch Gereiztheit, Unruhe, innere Erregung bis hin zu Angst und Panik. Bewerten Sie nach Stärke, Häufigkeit, Dauer und dem Ausmaß, in dem Beruhigung gesucht wird.

- ☐ (0) Leicht. Nur vorübergehende innere Spannung.
- ☐ (1)
- ☐ (2) Gelegentlich Gefühl von Missbehagen und Gereiztheit.
- ☐ (3)
- ☐ (4) Anhaltendes Gefühl innerer Spannung oder Erregung. Kurzzeitige Panikanfälle, die der Patient nur mit Mühe beherrscht.
- ☐ (5)
- ☐ (6) Nicht beherrschbare Angst oder Erregung. Überwältigende Panik.

Adler: VEDIA
© 2005 Schattauer GmbH, Verlag für Medizin und Naturwissenschaften, Stuttgart

Fortsetzung

4. Schlaflosigkeit

Beinhaltet die subjektive Erfahrung verminderter Schlafdauer oder -tiefe, verglichen mit dem vorher normalen Schlafverhalten.

- ☐ (0) Schläft wie gewöhnlich.
- ☐ (1)
- ☐ (2) Leichte Schwierigkeiten einzuschlafen. Oberflächlicher, unruhiger Schlaf. Geringfügig verkürzte Schlafdauer.
- ☐ (3)
- ☐ (4) Schlaf mindestens 2 Stunden verkürzt oder unterbrochen.
- ☐ (5)
- ☐ (6) Weniger als 2 bis 3 Stunden Schlaf.

5. Appetitverlust

Beinhaltet das Gefühl der Abnahme des Appetits, verglichen mit dem vorherigen normalen Zustand. Bewerten Sie nach der Stärke des Appetitverlusts oder dem zum Essen benötigten Zwang.

- ☐ (0) Normaler oder verstärkter Appetit.
- ☐ (1)
- ☐ (2) Geringfügige Appetitminderung.
- ☐ (3)
- ☐ (4) Kein Appetit. Nahrung wie ohne Geschmack.
- ☐ (5)
- ☐ (6) Nur mit Überredung zum Essen zu bewegen.

6. Konzentrationsschwierigkeiten

Beinhaltet Schwierigkeiten der Konzentration, angefangen vom einfachen Sammeln der eigenen Gedanken bis zum völligen Verlust der Konzentrationsfähigkeit. Bewerten Sie nach Stärke, Häufigkeit und Ausmaß der Unfähigkeit zur Konzentration.

- ☐ (0) Keine Konzentrationsschwierigkeiten.
- ☐ (1)
- ☐ (2) Gelegentliche Schwierigkeiten die eigenen Gedanken zu sammeln.
- ☐ (3)
- ☐ (4) Schwierigkeiten sich zu konzentrieren und einen Gedanken festzuhalten.
- ☐ (5)
- ☐ (6) Nicht in der Lage ohne Schwierigkeiten zu lesen oder ein Gespräch zu führen.

Adler: VEDIA
© 2005 Schattauer GmbH, Verlag für Medizin und Naturwissenschaften, Stuttgart

4 Materialien für die Durchführung des Therapieprogramms

Fortsetzung

7. Untätigkeit

Beinhaltet Schwierigkeiten „in Schwung zu kommen" oder Verlangsamung bei Beginn oder Durchführung der täglichen Arbeiten.

- ☐ (0) Nahezu keine Schwierigkeiten „in Schwung zu kommen" oder Verlangsamung bei Beginn oder Durchführung der täglichen Arbeiten.
- ☐ (1)
- ☐ (2) Schwierigkeiten aktiv zu werden.
- ☐ (3)
- ☐ (4) Schwierigkeiten einfache Routinetätigkeiten in Angriff zu nehmen, Ausführung nur mit Mühe.
- ☐ (5)
- ☐ (6) Vollständige Untätigkeit. Unfähig ohne Hilfe etwas zu tun.

8. Gefühllosigkeit

Beinhaltet das subjektive Empfinden des verminderten Interesses für die Umgebung oder Aktivitäten, die vorher Freude bereiteten.

- ☐ (0) Normales Interesse für Umgebung oder für andere Menschen.
- ☐ (1)
- ☐ (2) Vermindertes Interesse für Aktivitäten, die vorher Freude bereiteten.
- ☐ (3)
- ☐ (4) Verlust des Interesses für die Umgebung. Verlust der Gefühle für Freunde und Angehörige.
- ☐ (5)
- ☐ (6) Die Erfahrung der Gefühllosigkeit. Unfähig Ärger, Trauer oder Freude zu empfinden. Vollständiger oder schmerzhaft empfundener Verlust des Gefühls für nahe Verwandte und Freunde.

9. Pessimistische Gedanken

Beinhaltet Schuldgefühle, Minderwertigkeitsgefühle, Selbstvorwürfe, Versündigungsideen, Reuegefühle und Verarmungsideen.

- ☐ (0) Keine pessimistischen Gedanken.
- ☐ (1)
- ☐ (2) Zeitweise Gedanken „versagt zu haben", Selbstvorwürfe und Selbsterniedrigungen.
- ☐ (3)
- ☐ (4) Beständige Selbstanklagen. Eindeutige, aber logisch noch haltbare Schuld- und Versündigungsideen. Zunehmend pessimistisch in Bezug auf die Zukunft.
- ☐ (5)
- ☐ (6) Verarmungswahn, Reue über nicht wieder gutzumachende Sünden und Schuld. Selbstanklagen, die logisch absurd, jedoch unkorrigierbar sind.

Adler: VEDIA
© 2005 Schattauer GmbH, Verlag für Medizin und Naturwissenschaften, Stuttgart

Fortsetzung

10. Suizidgedanken

Beinhaltet das Gefühl, das Leben sei nicht mehr lebenswert, der natürliche Tod sei eine Erlösung, Suizidgedanken und Vorbereitung zum Suizid. Suizidversuche beeinflussen die Bewertung nicht direkt.

- ☐ (0) Freude am Leben oder die Ansicht, dass man im Leben die Dinge nehmen muss, wie sie kommen.
- ☐ (1)
- ☐ (2) Lebensmüde. Nur zeitweise Suizidgedanken.
- ☐ (3)
- ☐ (4) Lieber tot. Suizidgedanken sind häufig. Suizid wird als möglicher Ausweg angesehen, jedoch keine genauen Pläne oder Absichten.
- ☐ (5)
- ☐ (6) Deutliche Suizidpläne und -absichten, falls sich eine Gelegenheit bietet. Aktive Vorbereitung zum Suizid.

Adler: VEDIA
© 2005 Schattauer GmbH, Verlag für Medizin und Naturwissenschaften, Stuttgart

4.2 Materialien für die 2. Stunde

Patient: _____

Therapeut: _____

Datum: _____

S-O-R-K-Tabelle

S Äußere (z. B. soziale) oder innere (z. B. Anspannung) **Stimuli**	O Voraussetzungen aufseiten des **Organismus**	R Auftreten des Symptoms als **Reaktion**	K **Konsequenzen**, die das Symptom aufrecht erhalten

Adler: VEDIA
© 2005 Schattauer GmbH, Verlag für Medizin und Naturwissenschaften, Stuttgart

Die Mini Mental State Examination

		richtig beantwortet bzw. richtig durchgeführt

1. *„Welches Jahr haben wir heute?"* ☐ (1)
2. *„Welche Jahreszeit haben wir?"* ☐ (1)
3. *„Welches Datum ist heute?"* ☐ (1)
4. *„Welcher Wochentag ist heute?"* ☐ (1)
5. *„Welchen Monat haben wir?"* ☐ (1)
6. *„In welchem Land (Staat) befinden wir uns?"* ☐ (1)
7. *„Wie heißt das Bundesland, in dem wir uns befinden?"* ☐ (1)
8. *„Wie heißt die Stadt (der Ort), in dem wir uns befinden?"* ☐ (1)
9. *„Wie heißt diese Einrichtung (Klinik, Praxis usw.)?"* ☐ (1)
10. *„In welchem Stockwerk sind wir?"* ☐ (1)
11. *„Ich nenne Ihnen jetzt drei Gegenstände. Bitte wiederholen Sie diese Worte und merken Sie sie sich! Ich werde Sie später wieder danach fragen!"* (maximal fünfmal wiederholen, bis der Patient die drei Worte korrekt reproduziert; die Reproduktionsleistung nach der ersten Präsentation der drei Worte vermerken)
    Birne ☐ (1)
    Stuhl ☐ (1)
    Hose ☐ (1)
12. *„Bitte ziehen Sie 7 von 100 ab; vom Ergebnis ziehen Sie bitte wieder 7; vom Ergebnis ziehen Sie bitte noch mal 7 ab und machen Sie so weiter!"* (jeder einzelne Rechenschritt wird bewertet, das heißt, falls ein Rechenfehler gemacht wurde und die folgenden Ergebnisse „korrekt verschoben" sind, werden die Punkte für die korrekt durchgeführten Rechenergebnisse gegeben)
    93 ☐ (1)
    86 ☐ (1)
    79 ☐ (1)
    72 ☐ (1)
    65 ☐ (1)
13. *„Können Sie bitte die drei Wörter, die ich Ihnen vorhin genannt habe, wiederholen?"*
    Birne ☐ (1)
    Stuhl ☐ (1)
    Hose ☐ (1)
14. *„Wie nennt man das?"*
    Armbanduhr ☐ (1)
    Bleistift ☐ (1)
15. *„Können Sie mir bitte den folgenden Satz nachsprechen?"*
    „Damit bin ich nicht mehr länger einverstanden." ☐ (1)
16. *„Befolgen Sie bitte die folgende Anweisung!"* (das Blatt wird vorgehalten)
    „Bitte schließen Sie die Augen!" ☐ (1)

Adler: VEDIA
© 2005 Schattauer GmbH, Verlag für Medizin und Naturwissenschaften, Stuttgart

4 Materialien für die Durchführung des Therapieprogramms

Fortsetzung

17. „*Bitte zeichnen Sie das ab!*"
    (das Blatt mit den zwei Fünfecken wird vorgelegt) ☐ (1)
18. „*Bitte schreiben Sie irgendeinen vollständigen Satz auf!*"
    (ein leeres Blatt wird vorgelegt) ☐ (1)
19. „*Bitte nehmen Sie dieses Blatt in die rechte Hand, falten Sie es in der Mitte und legen Sie es auf Ihren Schoß!*" (ein leeres Blatt wird dem Patienten entgegengehalten)
    Nimmt es in die rechte Hand ☐ (1)
    Faltet es in der Mitte ☐ (1)
    Legt es auf seinen Schoß ☐ (1)

Summenwert: _____ /**30**

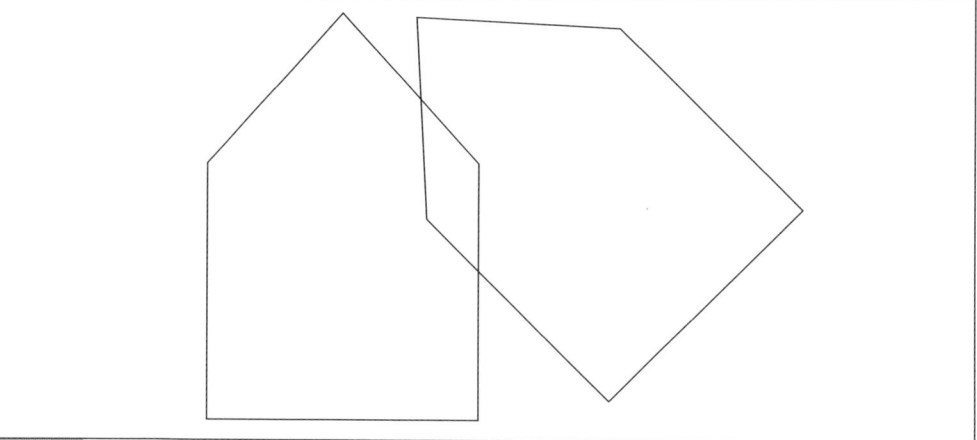

Vorlage zu Punkt 17

Barthel-Index

1. Essen
☐ (10) Unabhängig; benutzt Geschirr und Besteck.
☐ (5) Braucht Hilfe, z. B. beim Schneiden.
☐ (0) Total hilfsbedürftig.

2. Baden
☐ (5) Badet oder duscht ohne Hilfe.
☐ (0) Badet oder duscht mit Hilfe.

3. Waschen
☐ (5) Wäscht Gesicht, kämmt sich, putzt Zähne, rasiert bzw. schminkt sich.
☐ (0) Braucht Hilfe.

4. Ankleiden
☐ (10) Unabhängig, inkl. Schuhe anziehen.
☐ (5) Hilfsbedürftig – kleidet sich teilweise selbst an.
☐ (0) Total hilfsbedürftig.

5. Stuhl-Kontrolle
☐ (10) Kontinent.
☐ (5) Teilweise inkontinent (z. B. nachts).
☐ (0) Inkontinent.

6. Urin-Kontrolle
☐ (10) Kontinent.
☐ (5) Teilweise inkontinent (z. B. nachts).
☐ (0) Inkontinent.

7. Toilette
☐ (10) Unabhängig bei der Benutzung von Toilette oder Nachtstuhl.
☐ (5) Braucht Hilfe für z. B. Gleichgewicht, Kleidung an- und ausziehen, Toilettenpapier.
☐ (0) Kann nicht auf Toilette oder Nachtstuhl.

8. Bett/Stuhl-Transfer
☐ (15) Unabhängig (gilt auch für Rollstuhlfahrer).
☐ (10) Minimale Assistenz oder Supervision.
☐ (5) Kann sitzen, braucht für den Transfer jedoch Hilfe.
☐ (0) Bettlägerig.

Adler: VEDIA
© 2005 Schattauer GmbH, Verlag für Medizin und Naturwissenschaften, Stuttgart

4 Materialien für die Durchführung des Therapieprogramms

Fortsetzung

9. Bewegung

- ☐ (15) Unabhängiges Gehen (auch mit Gehhilfe) mindestens 50 m.
- ☐ (10) Mindestens 50 m Gehen, jedoch mit Unterstützung.
- ☐ (5) Für Rollstuhlfahrer: unabhängig für mindestens 50 m.
- ☐ (0) Kann sich nicht (mind. 50 m) fortbewegen.

10. Treppensteigen

- ☐ (10) Unabhängig (auch mit Gehhilfe).
- ☐ (5) Braucht Hilfe oder Supervision.
- ☐ (0) Kann nicht Treppen steigen.

Gesamtpunktzahl:_____ /**100**

„Instrumental Activities of Daily Living"-(IADL-)Skala

1. Telefon
- ☐ (1) Benützt Telefon aus eigener Initiative, wählt Nummern.
- ☐ (1) Wählt einige bekannte Nummern.
- ☐ (1) Nimmt ab, wählt nicht selbstständig.
- ☐ (0) Benützt das Telefon überhaupt nicht.

2. Einkaufen
- ☐ (1) Kauft selbstständig die meisten benötigten Sachen ein.
- ☐ (0) Tätigt wenig Einkäufe.
- ☐ (0) Benötigt bei jedem Einkauf Begleitung.
- ☐ (0) Unfähig zum Einkaufen.

3. Kochen
- ☐ (1) Plant und kocht erforderliche Mahlzeiten selbstständig.
- ☐ (0) Kocht erforderliche Mahlzeiten nur nach Vorbereitung durch Dritte.
- ☐ (0) Kocht selbstständig, hält aber benötigte Diät nicht ein.
- ☐ (0) Benötigt vorbereitete und servierte Mahlzeiten.

4. Haushalt
- ☐ (1) Hält Haushalt instand oder benötigt Hilfe bei schweren Arbeiten.
- ☐ (1) Führt selbstständig kleine Hausarbeiten aus.
- ☐ (1) Führt selbstständig kleine Hausarbeiten aus, kann aber Wohnung nicht reinhalten.
- ☐ (1) Benötigt Hilfe in allen Haushaltsverrichtungen.
- ☐ (0) Nimmt überhaupt nicht teil an täglichen Verrichtungen im Haushalt.

5. Wäsche
- ☐ (1) Wäscht sämtliche eigene Wäsche.
- ☐ (1) Wäscht kleine Sachen.
- ☐ (0) Gesamte Wäsche muss auswärts versorgt werden.

6. Transportmittel
- ☐ (1) Benützt unabhängig öffentliche Verkehrsmittel, eigenes Auto.
- ☐ (1) Bestellt und benützt selbstständig Taxi, benützt aber keine öffentlichen Verkehrsmittel.
- ☐ (1) Benützt öffentliche Verkehrsmittel in Begleitung.
- ☐ (0) Beschränkte Fahrten im Taxi oder Auto in Begleitung.
- ☐ (0) Reist überhaupt nicht.

Adler: VEDIA
© 2005 Schattauer GmbH, Verlag für Medizin und Naturwissenschaften, Stuttgart

4 Materialien für die Durchführung des Therapieprogramms

Fortsetzung

7. Medikamente
- ☐ (1) Nimmt Medikamente in genauer Dosierung und zu korrektem Zeitpunkt eigenverantwortlich.
- ☐ (0) Nimmt vorbereitete Medikamente korrekt.
- ☐ (0) Kann korrekte Einnahme von Medikamenten nicht handhaben.

8. Geldhaushalt
- ☐ (1) Regelt finanzielle Geschäfte selbstständig (Budget, Schecks, Einzahlungen, Gang zur Bank).
- ☐ (1) Erledigt tägliche kleine Ausgaben; benötigt Hilfe bei Einzahlungen, Bankgeschäften.
- ☐ (0) Ist nicht mehr fähig, mit Geld umzugehen.

Gesamtpunktzahl: _____ /**8**

Adler: VEDIA
© 2005 Schattauer GmbH, Verlag für Medizin und Naturwissenschaften, Stuttgart

Mannheimer Inventar der Lebensverhältnisse im Alter (MILVA)

Aktivitäten

1. „Haben Sie Hobbys und wie regelmäßig betreiben Sie diese?"
   - ☐ (2) Mehrmals täglich/jeden Tag.
   - ☐ (1) Ein-/mehrmals in der Woche.
   - ☐ (0) Selten (ein- bis zweimal im Monat).
   - ☐ (0) (Fast) nie.
2. „Wie oft verlassen Sie im Allgemeinen Ihre Wohnung zu Einkäufen oder Erledigungen?"
   - ☐ (2) Mehrmals täglich/jeden Tag.
   - ☐ (1) Ein-/mehrmals in der Woche.
   - ☐ (0) Selten (ein- bis zweimal im Monat).
   - ☐ (0) (Fast) nie.
3. „Wie oft verlassen Sie Ihre Wohnung und unternehmen etwas alleine, zu Ihrem Vergnügen (z. B. Museum, Stadtbummel, Spazierengehen)?"
   - ☐ (2) Mehrmals täglich/jeden Tag.
   - ☐ (1) Ein-/mehrmals in der Woche.
   - ☐ (0) Selten (ein- bis zweimal im Monat).
   - ☐ (0) (Fast) nie.
4. „Haben im letzten Monat Ihre Interessen abgenommen?"
   - ☐ (2) Nein.
   - ☐ (0) Ja.
5. „Haben Sie ein Haustier?"
   - ☐ (2) Ja.
   - ☐ (0) Nein.

Aktivitäts-Score: _____ /**10**

Kontakte

6. „Wer ist Ihre wichtigste Bezugsperson?"
7. „Wie häufig ist der Kontakt zu dieser Bezugsperson?"
   - ☐ (2) Mehrmals täglich/jeden Tag.
   - ☐ (1) Ein-/mehrmals in der Woche.
   - ☐ (0) Selten (ein- bis zweimal im Monat).
   - ☐ (0) (Fast) nie.
8. „Wie leben Sie?"
   - ☐ (2) Mit Partner, Familienangehörigen oder Bekannten.
   - ☐ (1) In einer Institution (Heim, betreutes Wohnen usw.).
   - ☐ (0) Allein.

Adler: VEDIA
© 2005 Schattauer GmbH, Verlag für Medizin und Naturwissenschaften, Stuttgart

Fortsetzung

9. „*Wie oft erhalten Sie Besuch von Menschen, die nicht in Ihrem Haushalt leben?*"
    - ☐ (2) Mehrmals täglich/jeden Tag.
    - ☐ (1) Ein-/mehrmals in der Woche.
    - ☐ (0) Selten (ein- bis zweimal im Monat).
    - ☐ (0) (Fast) nie.
10. „*Haben Ihre Kontakte im Vergleich zum letzten Jahr abgenommen?*"
    - ☐ (2) Nein.
    - ☐ (0) Ja.
11. „*Wie oft verlassen Sie Ihr Haus und unternehmen etwas mit anderen (z. B. Seniorentreff, Freunde besuchen)?*"
    - ☐ (2) Mehrmals täglich/jeden Tag.
    - ☐ (1) Ein-/mehrmals in der Woche.
    - ☐ (0) Selten (ein- bis zweimal im Monat).
    - ☐ (0) (Fast) nie.

Kontakt-Score: _____ /**10**

Wohnung

12. „*Wie liegt Ihre Wohnung?*"
    - ☐ (1) Wohnung im Erdgeschoss oder Lift im Haus.
    - ☐ (1) Erster Stock, kein Lift.
    - ☐ (0) Höher als erster Stock, kein Lift.
13. Wohnebenen
    - ☐ (1) Wohnung eingeschossig.
    - ☐ (0) Mehrere Wohnebenen (nicht rollstuhlgeeignet).
14. Heizung
    - ☐ (1) Gut und bequem heizbar (z. B. Zentralheizung).
    - ☐ (0) Schlecht und mühsam heizbar (Kohle- oder Ölofen).
15. Telefon
    - ☐ (1) Vorhanden.
    - ☐ (0) Nicht vorhanden.
16. Behindertengerechte Ausstattung der Wohnung (z. B. rollstuhlgerechtes Bad)
    - ☐ (1) Ja.
    - ☐ (0) Nein.
17. Wohnung mit Rollstuhl erreichbar
    - ☐ (1) Ja.
    - ☐ (0) Nein.
18. Einkaufen
    - ☐ (1) Alle Geschäfte des täglichen Bedarfs innerhalb von ca. 500 m.
    - ☐ (0) Geschäfte des täglichen Bedarfs weiter entfernt.

Adler: VEDIA
© 2005 Schattauer GmbH, Verlag für Medizin und Naturwissenschaften, Stuttgart

Fortsetzung

19. Öffentlicher Personen-Nahverkehr
    - ☐ (1) Haltestelle in der Nähe (innerhalb von ca. 500 m).
    - ☐ (0) Nächste Haltestelle weiter entfernt.
20. Wohndauer
    - ☐ (1) Wohne schon lange in der Wohnung (länger als 5 Jahre).
    - ☐ (0) Habe die Wohnung erst innerhalb der letzten 5 Jahre bezogen.
21. *„Wie schätzen Sie die Kriminalität in Ihrer Wohngegend ein?"*
    - ☐ (1) Niedrig.
    - ☐ (0) Hoch.

Wohn-Score: _____ /**10**

Finanzen

22. *„Wie viel Geld steht Ihnen monatlich zur Verfügung?"*
    - ☐ (4) Mehr als 1000 Euro.
    - ☐ (2) 500 bis 1000 Euro.
    - ☐ (0) Weniger als 500 Euro.
23. *„Kommen Sie mit Ihrem Geld gut über die Runden?"*
    - ☐ (2) Ja.
    - ☐ (1) Es geht so; muss schon sehen, dass ich damit zurecht komme.
    - ☐ (0) Nein.
24. *„Haben Sie Ersparnisse oder Vermögen (eigenes Haus)?"*
    - ☐ (2) Ja, mehr als drei Monatseinkünfte.
    - ☐ (1) Ja, weniger als drei Monatseinkünfte.
    - ☐ (0) Nein.
25. *„Haben Sie Schulden?"*
    - ☐ (2) Nein.
    - ☐ (1) Ja, weniger als drei Monatseinkünfte.
    - ☐ (0) Ja, mehr als drei Monatseinkünfte.

Finanz-Score: _____ /**10**

Gesamt-Score

= **Aktivitäts-Score + Kontakt-Score + Wohn-Score + Finanz-Score**

= _____ + _____ + _____ + _____ = _____ /**40**

Adler: VEDIA
© 2005 Schattauer GmbH, Verlag für Medizin und Naturwissenschaften, Stuttgart

4.3 Materialien für die 3. Stunde

Fragebogen zu Kontrollüberzeugungen

	Ja	Nein	
1. Ob es mir gut geht oder nicht, hängt entscheidend von mir selbst ab.	☐	☐	(A)
2. Wenn es mir gut geht, ist das vor allem Glückssache.	☐	☐	(F)
3. Wenn ich Beschwerden habe, frage ich andere um Rat.	☐	☐	(E)
4. Wenn ich Beschwerden habe, überlege ich zuerst wie ich mir selbst helfen kann.	☐	☐	(A)
5. Ob es einem gut geht oder nicht, kann man nicht beeinflussen.	☐	☐	(F)
6. Wenn bei mir Beschwerden auftreten, bitte ich einen Fachmann, mir zu helfen.	☐	☐	(E)
7. Wenn ich auf mich achte, bekomme ich keine Beschwerden.	☐	☐	(A)
8. Ob Beschwerden wieder verschwinden, hängt vor allem davon ab, ob ich Glück habe oder nicht.	☐	☐	(F)
9. Ich kann Beschwerden vorbeugen, indem ich mich von anderen beraten lasse.	☐	☐	(E)
10. Wenn ich Beschwerden habe, weiß ich, dass ich mir selbst helfen kann.	☐	☐	(A)
11. Wenn ich mich unwohl fühle, wissen andere oft am besten, was mir fehlt.	☐	☐	(E)
12. Ich verdanke es meinem Schicksal, wenn meine Beschwerden wieder verschwinden.	☐	☐	(F)
13. Es liegt an mir, ob meine Beschwerden nachlassen.	☐	☐	(A)
14. Am wichtigsten für das eigene Wohlergehen ist, dass man einen guten Arzt hat.	☐	☐	(E)
15. Ich bin der Meinung, dass der Zufall eine große Rolle für mein Befinden spielt.	☐	☐	(F)

Summen der „Ja"-Antworten:
Externale Kontrollüberzeugungen: einflussreiche Personen (E)   ___ (0–5)
                                   Schicksal (F)   ___ (0–5)
Internale Kontrollüberzeugungen (A)   ___ (0–5)

Adler: VEDIA
© 2005 Schattauer GmbH, Verlag für Medizin und Naturwissenschaften, Stuttgart

Therapieziele

	Ziel 1	Ziel 2	Ziel 3	Ziel 4	Ziel 5
Sehr schlecht					
Schlecht					
Zufriedenstellend					
Sehr gut					
Ideal					

Adler: VEDIA
© 2005 Schattauer GmbH, Verlag für Medizin und Naturwissenschaften, Stuttgart

Wochenplan

Zeit	Montag	Dienstag	Mittwoch	Donnerstag	Freitag	Samstag	Sonntag
06.00–09.00							
09.00–10.00							
10.00–11.00							
11.00–12.00							
12.00–13.00							
13.00–14.00							
14.00–15.00							
15.00–16.00							
16.00–17.00							
17.00–18.00							
18.00–19.00							
20.00–24.00							

Adler: VEDIA
© 2005 Schattauer GmbH, Verlag für Medizin und Naturwissenschaften, Stuttgart

4.4 Materialien für die 4. Stunde

Self-Rating Anxiety Scale (SAS)

	nie oder selten	manchmal	oft	meistens oder immer
1. Ich fühle mich nervöser und ängstlicher als sonst.	(1)	(2)	(3)	(4)
2. Ich fürchte mich ohne jeden Grund.	(1)	(2)	(3)	(4)
3. Ich rege mich leicht auf oder bekomme das Gefühl, in Panik zu geraten.	(1)	(2)	(3)	(4)
4. Ich habe das Gefühl zusammenzubrechen.	(1)	(2)	(3)	(4)
5. Ich glaube, dass alles in Ordnung ist und nichts Schlimmes geschehen wird.	(4)	(3)	(2)	(1)
6. Meine Arme und Beine schlottern und zittern.	(1)	(2)	(3)	(4)
7. Ich leide an Kopf-, Nacken- und Rückenschmerzen.	(1)	(2)	(3)	(4)
8. Ich fühle mich schwach und werde schnell müde.	(1)	(2)	(3)	(4)
9. Ich fühle mich ganz ruhig und kann gut still sitzen.	(4)	(3)	(2)	(1)
10. Ich kann spüren, wie mein Herz ganz schnell pocht.	(1)	(2)	(3)	(4)
11. Ich leide unter Schwindelanfällen.	(1)	(2)	(3)	(4)
12. Ich habe Ohnmachtsanfälle oder das Gefühl, ohnmächtig zu werden.	(1)	(2)	(3)	(4)
13. Ich kann frei ein- und ausatmen.	(4)	(3)	(2)	(1)
14. Ich bekomme so ein Gefühl von Taubheit und Kribbeln in meinen Fingern und Zehen.	(1)	(2)	(3)	(4)
15. Ich leide unter Magenschmerzen oder Verdauungsstörungen.	(1)	(2)	(3)	(4)
16. Ich muss häufiger als sonst Wasser lassen.	(1)	(2)	(3)	(4)
17. Meine Hände sind gewöhnlich trocken und warm.	(4)	(3)	(2)	(1)
18. Ich fühle, wie mein Gesicht heiß wird und ich erröte.	(1)	(2)	(3)	(4)
19. Ich schlafe leicht ein und finde erholsamen Schlaf.	(4)	(3)	(2)	(1)
20 Ich habe Albträume.	(1)	(2)	(3)	(4)

Summenwert:_____

Adler: VEDIA
© 2005 Schattauer GmbH, Verlag für Medizin und Naturwissenschaften, Stuttgart

Hamilton-Angst-Skala (HAMA)

	nicht vorhanden	gering	mäßig	stark	sehr stark
1. Ängstliche Stimmung Sorgen, Erwartung des Schlimmsten, furchtvolle Erwartungen, Reizbarkeit	☐ (0)	☐ (1)	☐ (2)	☐ (3)	☐ (4)
2. Spannung Gefühl von Gespanntheit, Erschöpfbarkeit, Schreckhaftigkeit, Neigung zum Weinen, Zittern, Gefühl von Unruhe, Rastlosigkeit, Unfähigkeit, sich zu entspannen	☐ (0)	☐ (1)	☐ (2)	☐ (3)	☐ (4)
3. Furcht Vor Dunkelheit, vor Fremden, vor Allein-gelassen-Werden, vor Tieren, vor Straßenverkehr, vor Menschenmengen	☐ (0)	☐ (1)	☐ (2)	☐ (3)	☐ (4)
4. Schlaflosigkeit Einschlafschwierigkeiten, Durchschlafstörungen, Nicht-ausgeruht-Sein und Abgeschlagenheit beim Aufwachen, Träume, Albträume, Pavor nocturnus	☐ (0)	☐ (1)	☐ (2)	☐ (3)	☐ (4)
5. Intellektuelle Leistungsbeeinträchtigung Konzentrationsschwierigkeiten, Gedächtnisschwäche	☐ (0)	☐ (1)	☐ (2)	☐ (3)	☐ (4)
6. Depressive Stimmung Interessenverlust, mangelnde Freude an Hobbys, Niedergeschlagenheit, vorzeitiges Aufwachen, Tagesschwankungen	☐ (0)	☐ (1)	☐ (2)	☐ (3)	☐ (4)
7. Allgemeine somatische Symptome (muskulär) Muskelschmerzen, Muskelzuckungen, Muskelsteifheit, myoklonische Zuckungen, Zähneknirschen, unsichere Stimme, erhöhter Muskeltonus	☐ (0)	☐ (1)	☐ (2)	☐ (3)	☐ (4)
8. Allgemeine somatische Symptome (sensorisch) Tinnitus (Ohrensausen, Ohrenklingen), verschwommenes Sehen, Hitzewallungen und Kälteschauer, Schwächegefühl, Kribbeln	☐ (0)	☐ (1)	☐ (2)	☐ (3)	☐ (4)
9. Kardiovaskuläre Symptome Tachykardie, Herzklopfen, Brustschmerzen, Pochen in den Gefäßen, Ohnmachtsgefühle, Aussetzen des Herzschlags	☐ (0)	☐ (1)	☐ (2)	☐ (3)	☐ (4)
10. Respiratorische Symptome Druck- oder Engegefühl in der Brust, Erstickungsgefühl, Seufzer, Dysphorie	☐ (0)	☐ (1)	☐ (2)	☐ (3)	☐ (4)
11. Gastrointestinale Symptome Schluckbeschwerden, Blähungen, Bauchschmerzen, Schmerzen vor oder nach dem Essen, Sodbrennen, Magenbrennen, Völlegefühl, saures Aufstoßen, Übelkeit, Erbrechen, Darmkollern, Durchfall, Gewichtsverlust, Verstopfung	☐ (0)	☐ (1)	☐ (2)	☐ (3)	☐ (4)
12. Urogenitale Symptome Häufiges Wasserlassen, Harndrang, Amenorrhoe, Menorrhagie, Entwicklung einer Frigidität, Ejaculatio praecox, Libidoverlust, Impotenz	☐ (0)	☐ (1)	☐ (2)	☐ (3)	☐ (4)

Adler: VEDIA
© 2005 Schattauer GmbH, Verlag für Medizin und Naturwissenschaften, Stuttgart

Fortsetzung

	nicht vorhanden	gering	mäßig	stark	sehr stark
13. Neurovegetative Symptome Mundtrockenheit, Erröten, Blässe, Neigung zum Schwitzen, Schwindel, Spannungskopfschmerz, Gänsehaut	☐ (0)	☐ (1)	☐ (2)	☐ (3)	☐ (4)
14. Verhalten beim Interview Zappeligkeit, Rastlosigkeit oder Hin- und Herlaufen, Händetremor, Augenbrauenfurchen, abgespanntes Gesicht, Seufzer oder beschleunigte Atmung, blasses Gesicht, Luftschlucken, Lidzucken, Tics, Schwitzen	☐ (0)	☐ (1)	☐ (2)	☐ (3)	☐ (4)

Summenwert: _____

Adler: VEDIA
© 2005 Schattauer GmbH, Verlag für Medizin und Naturwissenschaften, Stuttgart

4.5 Materialien für die 5. bis 7. Stunde

Explorationsleitfaden angenehmer Tätigkeiten

Sozialkontakte

- [ ] Bekannte/Freunde treffen (außer Haus).
- [ ] Bekannte/Freunde einladen (nach Hause).
- [ ] Familienangehörige treffen (außer Haus).
- [ ] Familienangehörige einladen (nach Hause).
- [ ] Eine Diskussion führen.
- [ ] Briefe bzw. Postkarten schreiben.
- [ ] Jemand bei einer Tätigkeit behilflich sein (Hilfe leisten).
- [ ] An Vereinsaktivitäten teilnehmen.
- [ ] An sonstigen Gruppenaktivitäten teilnehmen (Tagesstätte usw.).
- [ ] Spiele (Brettspiele, Kartenspiele o. Ä.).
- [ ] Feste besuchen (Straßenfeste usw.).
- [ ] Sportveranstaltungen besuchen.
- [ ] …

Körperliche Aktivität

- [ ] Spazieren gehen.
- [ ] Ausflug machen.
- [ ] Fahrrad fahren.
- [ ] Gymnastik.
- [ ] Schwimmen.
- [ ] …

Genuss

- [ ] Ausstellung, Museum besuchen.
- [ ] Theater, Konzert besuchen.
- [ ] Musik hören, Radio hören.
- [ ] Fernsehen.
- [ ] Kinobesuch.
- [ ] Eis essen, ins Café gehen.

Adler: VEDIA
© 2005 Schattauer GmbH, Verlag für Medizin und Naturwissenschaften, Stuttgart

Fortsetzung

- ☐ Lesen.
- ☐ Alte (Foto-)Alben betrachten, Briefe lesen.
- ☐ Essen und Trinken (Leibspeisen und Lieblingsgetränke usw.).
- ☐ Ein Bad nehmen.
- ☐ Im Freien bzw. in der Sonne sitzen.
- ☐ ...

Individuelle Hobbys bzw. Interessen

- ☐ Kochen.
- ☐ Gartenarbeit.
- ☐ Sich um Pflanzen kümmern.
- ☐ Sich um Haustier kümmern.
- ☐ Tanzen gehen.
- ☐ Malen, Zeichnen, Basteln.
- ☐ ...

4.6 Materialien für die 12. Stunde

Wochenplan für die Zeit nach Therapieende											
Zeit	Montag	Dienstag	Mittwoch	Donnerstag	Freitag	Samstag	Sonntag	Mögliche Aktivitäten			Nachuntersuchungstermin
6.00											
9.00											
10.00											
11.00											
12.00											
13.00											
14.00											
15.00											
16.00											
17.00											
18.00											
20.00											

Adler: VEDIA
© 2005 Schattauer GmbH, Verlag für Medizin und Naturwissenschaften, Stuttgart

Fragebogen zu Kontrollüberzeugungen

	Ja	Nein	
1. Ob es mir gut geht oder nicht, hängt entscheidend von mir selbst ab.	☐	☐	(A)
2. Wenn es mir gut geht, ist das vor allem Glückssache.	☐	☐	(F)
3. Wenn ich Beschwerden habe, frage ich andere um Rat.	☐	☐	(E)
4. Wenn ich Beschwerden habe, überlege ich zuerst wie ich mir selbst helfen kann.	☐	☐	(A)
5. Ob es einem gut geht oder nicht, kann man nicht beeinflussen.	☐	☐	(F)
6. Wenn bei mir Beschwerden auftreten, bitte ich einen Fachmann, mir zu helfen.	☐	☐	(E)
7. Wenn ich auf mich achte, bekomme ich keine Beschwerden.	☐	☐	(A)
8. Ob Beschwerden wieder verschwinden, hängt vor allem davon ab, ob ich Glück habe oder nicht.	☐	☐	(F)
9. Ich kann Beschwerden vorbeugen, indem ich mich von anderen beraten lasse.	☐	☐	(E)
10. Wenn ich Beschwerden habe, weiß ich, dass ich mir selbst helfen kann.	☐	☐	(A)
11. Wenn ich mich unwohl fühle, wissen andere oft am besten, was mir fehlt.	☐	☐	(E)
12. Ich verdanke es meinem Schicksal, wenn meine Beschwerden wieder verschwinden.	☐	☐	(F)
13. Es liegt an mir, ob meine Beschwerden nachlassen.	☐	☐	(A)
14. Am wichtigsten für das eigene Wohlergehen ist, dass man einen guten Arzt hat.	☐	☐	(E)
15. Ich bin der Meinung, dass der Zufall eine große Rolle für mein Befinden spielt.	☐	☐	(F)

Summen der „Ja"-Antworten:

Externale Kontrollüberzeugungen: einflussreiche Personen (E)   ___ (0–5)

Schicksal (F)   ___ (0–5)

Internale Kontrollüberzeugungen (A)   ___ (0–5)

Adler: VEDIA
© 2005 Schattauer GmbH, Verlag für Medizin und Naturwissenschaften, Stuttgart

4.7 Ablaufschema für das Therapieprogramm

Ablaufschema Block A (Angst)

Stunde	Beginn der Stunde	→	→	→	Ende der Stunde
4	Wochenplan	GAS rekapitulieren	Bedingungsmodell der Angst ausarbeiten	Infos zur Angst	PMR
5	Wochenplan	Aktivierung (Liste angenehmer Tätigkeiten)	Stimuluskontrolle		PMR
6	Wochenplan	Aktivierung (Liste angenehmer Tätigkeiten)	Kontrolle der Konsequenzen		PMR
7	Wochenplan	GAS überprüfen	Kognitionen	Zusammenfassung	PMR

Ablaufschema Block A (körperliche Beschwerden)

Stunde	Beginn der Stunde	→	→	→	Ende der Stunde
4	Wochenplan	GAS rekapitulieren (in Hinsicht auf körperliche Situation)	Bedingungsmodell der körperlichen Beschwerden ausarbeiten	Infos zu körperlichen Krankheiten	PMR
5	Wochenplan	Aktivierung (Liste angenehmer Tätigkeiten)	Bedingungsmodell der körperlichen Beschwerden ausarbeiten		PMR
6	Wochenplan	Aktivierung (Liste angenehmer Tätigkeiten)	Kognitionen SOK Kontrollüberzeugungen		PMR
7	Wochenplan	GAS überprüfen	Kognitionen/ SOK/Kontrollüberzeugungen	Zusammenfassung	PMR

Adler: VEDIA
© 2005 Schattauer GmbH, Verlag für Medizin und Naturwissenschaften, Stuttgart

Fortsetzung

Ablaufschema Block A (Inaktivität)

Stunde	Beginn der Stunde	→	→	→	Ende der Stunde
4	Wochenplan (retrospektiv)	GAS rekapitulieren	ausgiebige biografische Anamnese (insbesondere Interessen und Aktivitäten)	Wochenplan (Planung)	PMR
5	Wochenplan (retrospektiv)	Bedingungsmodell der Inaktivität	Aktivierung (Liste angenehmer Tätigkeiten)	Wochenplan (Planung)	PMR
6	Wochenplan (retrospektiv)	Kognitionen SOK	Aktivierung (Liste angenehmer Tätigkeiten)	Wochenplan (Planung)	PMR
7	Wochenplan (retrospektiv)	GAS überprüfen	Kognitionen SOK Zusammenfassung	Wochenplan (Planung)	PMR

Ablaufschema Block B (Verluste)

Stunde	Beginn der Stunde	→	→	→	Ende der Stunde
8	Wochenplan Aktivierung GAS	„Nacharbeit" Block A	biografische Anamnese „Beziehungsgeschichte"		PMR
9	Wochenplan Aktivierung	„Nacharbeit" Block A	Trauer (Besprechung der Todesumstände)		PMR
10	Wochenplan Aktivierung	„Nacharbeit" Block A	Kognitionen		PMR
11	Wochenplan Aktivierung	„Nacharbeit" Block A	Umgang mit den veränderten Lebensumständen		PMR

Ablaufschema Block B (Veränderung der Wohnsituation)

Stunde	Beginn der Stunde	→	→	→	Ende der Stunde
8	Wochenplan Aktivierung GAS	„Nacharbeit" Block A	biografische Anamnese „Wohnsituation"		PMR
9	Wochenplan Aktivierung	„Nacharbeit" Block A	Umstände des kritischen Wohnungswechsels		PMR
10	Wochenplan Aktivierung	„Nacharbeit" Block A	Kognitionen		PMR
11	Wochenplan Aktivierung	„Nacharbeit" Block A	Umgang mit den veränderten Lebensumständen		PMR

Adler: VEDIA
© 2005 Schattauer GmbH, Verlag für Medizin und Naturwissenschaften, Stuttgart

Fortsetzung

Ablaufschema Block B (Rollenwechsel)

Stunde	Beginn der Stunde	→	→	→	Ende der Stunde
8	Wochenplan Aktivierung GAS	„Nacharbeit" Block A	biografische Anamnese		PMR
9	Wochenplan Aktivierung	„Nacharbeit" Block A	Umstände der kritischen Veränderungen		PMR
10	Wochenplan Aktivierung	„Nacharbeit" Block A	Kognitionen		PMR
11	Wochenplan Aktivierung	„Nacharbeit" Block A	Umgang mit den veränderten Lebensumständen		PMR

Literatur

Literatur

Adler G, Bramesfeld A, Jajcevic A (1999). Leichte kognitive Beeinträchtigung bei älteren depressiven Patienten. Z Gerontopsychol Gerontopsychiatr; 12: 97–105.

Adler G, Brassen S, Schnitzler M, Adocchio P, Bramesfeld A (2000a). Angst als Begleitsymptom der Altersdepression. Fortschr Neurol Psychiatr; 68: 12–6.

Adler G, Tremmel S, Brassen S, Scheib A (2000b). Soziale Situation und Lebenszufriedenheit im Alter. Z Gerontol Geriatr; 33 (3): 210–6.

Adler G, Brassen S (2002). MILVA – Mannheimer Inventar der Lebensverhältnisse im Alter. In: Schumacher J, Klaiber A, Brähler E (Hrsg). Diagnostische Verfahren zu Lebensqualität und Wohlbefinden. Göttingen: Hogrefe; 220–3.

Adler G, Kriz D, Tremmel S (2003a). Die soziale Situation von Patienten mit Altersdepressionen. Psychiatr Prax; 30 (4): 207–11.

Adler G, Stien J, Chwalek K, Teufel M (2003b). Standardisiertes Programm zur kognitiven Einzel-Verhaltenstherapie von Altersdepressionen. Nervenarzt; 74: 92.

Alexopoulos G (1995). Mood disorders. In: Kaplan H, Saddock B (Hrsg). Comprehensive Textbook of Psychiatry. 6th ed. Baltimore, Maryland: Williams & Wilkins; 2566–7.

Anderson DN (2001). Treating depression in old age: the reasons to be positive. Age Ageing; 30 (1): 13–7.

Arolt V, Schmidt EH (1992). Differentielle Typologie und Psychotherapie depressiver Erkrankungen im höheren Lebensalter – Ergebnisse einer epidemiologischen Untersuchung in Nervenarztpraxen. Z Gerontopsychol Gerontopsychiatr; 5 (1): 17–24.

Baldwin R, Tomenson B (1995). Depression in late life. A comparison of symptoms and risk factors in early and late onset cases. Br J Psychiatr; 167: 649–52.

Baltes MM, Carstensen LL (1996). Gutes Leben im Alter. Überlegungen zu einem prozeßorientierten Metamodell erfolgreichen Alterns. Psychol Rundsch; 47: 199–215.

Barlow DH (1988). Anxiety and its disorders. New York: Guilford.

Barrett JH (1972). Gerontological psychology. Springfield: Thomas.

Beck AT (1974). The development of depression. A cognitive model. In: Friedman RJ, Katz MM (Hrsg). The psychology of depression. New York: Wiley.

Beck AT, Rush JH, Shaw BF, Emery G (1981). Kognitive Therapie der Depression. München: Urban & Schwarzenberg.

Beekman A, Kriegsman D, Deeg D (1995). The association of physical health and depressive symptoms in the older population: age and sex differences. Soc Psychiatry Psychiatr Epidemiol; 30: 32–8.

Birren JE (1974). Altern als psychologischer Prozeß. Freiburg: Lambertus.

Bühler C (1969). Wenn das Leben gelingen soll: Psychologische Studien über Lebenserwartungen und Lebensereignisse. München: Droemer.

Butler G, Gelder M, Hibbert G, Cullington A, Klimes I (1987). Anxiety management: developing effective strategies. Behav Res Ther; 25: 517.

Clark DM (1990). Anxiety states: panic and generalized anxiety. In: Hawton K, Salkovskis PM, Kirk J, Clark DM (Hrsg). Cognitive behaviour therapy for psychiatric problems. Oxford: Oxford University Press.

Cole M, Bellavance F (1997). The prognosis of depression in old age. Am J Geriatr Psychiatry; 5: 4–14.

Cooper B, Sosna U (1983). Psychische Erkrankung in der Altenbevölkerung. Eine epidemiologische Feldstudie in Mannheim. Nervenarzt; 54 (5): 239–49.

Literatur

Engel GL (1979). Die Notwendigkeit eines neuen medizinischen Modells: Eine Herausforderung der Biomedizin. In: Keupp H (Hrsg). Normalität und Abweichung. Fortsetzung einer notwendigen Kontroverse. München: Urban & Schwarzenberg; 63–85.

Erikson EH (1988). Der vollständige Lebenszyklus. Frankfurt: Suhrkamp.

Ernst C, Angst J (1995). Depression in old age. Is there a real decrease in prevalence? Eur Arch Psychiatry Clin Neurosci; 245: 272–87.

Fenton F, Cole M, Engelsmann F, Mansouri I (1994). Depression in older medical inpatients. Int J Geriatr Psychiatry; 9: 279–84.

Folstein MF, Folstein SE, McHugh PR (1975). „Mini-mental state". A practical method for grading the cognitive state of patients for the clinician. J Psychiatr Res; 12 (3): 189–98.

Folstein MF, Folstein SE, McHugh PR (1990). Mini Mental Status Test (MMST). Göttingen: Beltz Test Gesellschaft.

Gallagher DE, Thompson LW (1983). Effectiveness of psychotherapy for both endogenous and nonendogenous depression in older adult outpatients. J Gerontol; 38 (6): 707–12.

Georges L (1994). Social factors and depression in late life. In: Schneider L, Reynolds C 3rd, Lewbowitz B, Friedhoff A (Hrsg). Diagnosis and treatment of depression in late life. Washington, DC: American Psychiatric Press; 131–53.

Gloaguen V, Cottraux J, Cucherat M, Blackburn IM (1998). A meta-analysis of the effects of cognitive therapy in depressed patients. J Affect Disord; 49 (1): 59–72.

Grawe K, Donati R, Bernauer F (1994). Psychotherapie im Wandel. Von der Konfession zur Profession. Göttingen: Hogrefe.

Häfner H (1994). Alter und Altern: ein interdisziplinärer Studientext zur Gerontologie. In: Baltes P, Mittelstraß J, Staudinger U (Hrsg). Psychiatrie des höheren Lebensalters. Berlin, New York: de Gruyter; 151–79.

Hamilton M (1960). A rating scale for depression. J Neurol Neurosurg Psychiatry; 23: 56–62.

Hamilton M (1976). HAMA, Hamilton Anxiety Scale. In: Guy W (Hrsg). ECDEU Assessment Manual for Psychopharmacology. Maryland: Reviews Edition Rockville; 193–8.

Hautzinger M (2000). Depression im Alter. Erkennen, bewältigen, behandeln. Ein kognitiv-verhaltenstherapeutisches Gruppenprogramm. Weinheim: PVU.

Havighurst RJ (1972). Developmental tasks and education. New York: Longmans, Green.

Helmchen H, Baltes M, Geiselmann B, Kanowski S, Linden M, Reischies F, Wagener M, Wilms H-U (1996). Psychische Erkrankungen im Alter. In: Mayer K, Baltes P (Hrsg). Die Berliner Altersstudie. Berlin: Akademie-Verlag; 185–219.

Henderson S, Byrne G, Duncan-Jones P, Scott R, Adcock S (1980). Social relationships, adversity and neurosis: a study of associations in a general population sample. Brit J Psychiatry; 136: 574–83.

Heuft G, Rudolf G, Öri C (1992). Ältere Patienten in psychosomatisch-psychotherapeutischen Institutionen. Z Psychosomat Med Psychoanal; 38: 358–70.

Hirsch RD (1992). Altern und Depressivität. Göttingen: Huber.

Hoffmann N (1983). Trauer. In: Euler HA, Mandl H (Hrsg). Emotionspsychologie. München: Urban & Schwarzberg.

Hoffmann B, Hoffmann N (2000). Verhaltenstherapie. In: Hoffmann N, Schauenburger H (Hrsg). Psychotherapie der Depression. Stuttgart, New York: Thieme; 21–43.

Hollon S, de Rubeis R, Evans M, Wiemer M, Garvey M, Grove W, Tuatson V (1992). Cognitive therapy and pharmacotherapy for depression. Arch Gen Psychiatry; 49: 774–81.

Kanfer FH (1989). Basiskonzepte in der Verhaltenstherapie: Veränderungen während der letzten 30 Jahre. In: Hand I, Wittchen HU (Hrsg). Verhaltenstherapie in der Medizin. Berlin, Heidelberg, New York: Springer; 1–13.

Kanfer FH, Reinecker H, Schmelzer D (2000). Selbstmanagement-Therapie: ein Lehrbuch für die klinische Praxis. 3. Aufl. Berlin, Heidelberg, New York: Springer.

Kiresuk K, Thomas J (1994). Goal attainment scaling: applications, theory, and measurement. Hillsdale: Erlbaum Press.

Kivela S, Viramo P, Pahklala K (2000). Factors predicting the relapse of depression in old age. Int J Geriatr Psychiatry; 15: 112–9.

Koenig H, Meador K, Cohen H, Blazer D (1988). Detection and treatment of major depression in older medically ill hospitalized patients. Int J Psychiatr Med; 18: 17–31.

Lawton MP, Brodie EM (1969). Assessment of older people, self maintaining and instrumental activities of daily living. Gerontologist; 9 (3): 179–86.

Lazarus A (1968). Learning theory and the treatment of depression. Behav Res Ther; 6: 83–9.

Lebowitz BD, Pearson JL, Schneider LS, Reynolds CF, Alexopoulos GS, Bruce ML, Conwell Y, Katz IR, Meyers BS, Morrison MF, Mossey J, Niederehe G, Parmelee P (1997). Diagnosis and treatment of depression in late life. Consensus statement update. J Am Med Assoc; 278 (14): 1186–90.

Lehr U (1979a). Psychologie des Alterns. 4. Aufl. Heidelberg: Quelle & Meyer.

Lehr U (Hrsg) (1979b). Interventionsgerontologie. Darmstadt: Steinkopff.

Lenze EJ, Dew MA, Mazumdar S, Begley AE, Cornes C, Miller MD, Imber SD, Frank E, Kupfer DJ, Reynolds CF (2002). Combined pharmacotherapy and psychotherapy as maintenance treatment for late-life depression: effects on social adjustment. Am J Psychiatry; 159 (3): 466–8.

Lewinsohn P, Huberman H, Thiery L, Hautzinger M (1985). An integrative theory of depression. In: Reiss S, Bootzin R (Hrsg). Theoretical issues in behavior therapy. New York: Academic Press.

Linden M, Förster M, Oel M, Schlötelborg R (1993). Verhaltenstherapie in der kassenärztlichen Versorgung: eine versorgungsepidemiologische Untersuchung. Verhaltenstherapie; 3: 101–11.

Lohaus A, Schmitt GM (1989). Fragebogen zur Erhebung von Kontrollüberzeugungen zu Krankheit und Gesundheit (KKG). Göttingen: Hogrefe.

Magni E, Frisoni G, Rozzini R, DeLeo D, Trabucchi M (1996). Depression and somatic symptoms in the elderly: the role of cognitive function. Int J Geriatr Psychiatry; 11: 517–22.

Mahoney FI, Barthel D (1965). Functional evaluation: the Barthel Index. Maryland State Med J; 14: 61–5.

Meller I, Fichter M, Weyerer S, Witzke W (1989). The use of psychiatric facilities by depressives: results of the Upper Bavarian Study. Acta Psychiatr Scand; 79 (1): 27–31.

Literatur

Miller MD, Frank E, Reynolds CF (1999). The art of clinical management in pharmacologic trials with depressed elderly patients: lessons from the Pittsburgh Study of Maintenance Therapies in Late-Life Depression. Am J Geriatr Psychiatry; 7 (3): 228–34.

Montgomery SA, Asberg M (1979). A new depression scale designed to be sensitive to change. Br J Psychiatry; 134: 382–9.

Mowrer OH (1960). Learning Theory and Behavior. New York: Wiley.

Ormel J, Kempen G, Deeg D, Brilman E, van Sonderen E, Relyveld J (1998). Functional well-being and health perception in late and middle-aged and older people: comparing the effects of depressive symptoms and chronic medical conditions. J Am Geriatr Soc; 46: 39–49.

Oswald WD, Fleischmann UM (1983). Gerontopsychologie. Stuttgart: Kohlhammer.

Oswald F, Wahl HW, Gäng K (1999). Umzug im Alter: Eine ökogerontologische Studie zum Wohnungswechsel privatwohnender Älterer in Heidelberg. Z Gerontopsychol Gerontopsychiatr; 1: 1–19.

Prince MJ, Harwood RH, Thomas A, Mann AH (1998). A prospective population-based cohort study of the effects of disablement and social milieu on the onset and maintenance of late-life depression. The Gospel Oak Project VII. Psychol Med; 28 (2): 337–50.

Rapp S, Parisi S, Wallace C (1991). Comorbid psychiatric disorders in elderly medical patients: a 1-year prospective study. J Am Geriatr Soc; 39: 124–31.

Reynolds CF, Frank E, Dew MA, Houck PR, Miller M, Mazumdar S, Perel JM, Kupfer DJ (1999). Treatment of 70(+)-year-olds with recurrent major depression. Excellent short-term but brittle long-term response. Am J Geriatr Psychiatry; 7 (1): 64–9.

Rogers CR (1983). Die klientenzentrierte Gesprächspsychotherapie. Frankfurt: Fischer.

Rogers CR (1985). Die nicht-direktive Beratung. Frankfurt: Fischer.

Rotter JB (1966). Generalized expectancies for internal versus external control of reinforcement. Psychol Monogr; 80 (1): 1–28.

Saup W (1991). Kontruktives Altern. Göttingen: Hogrefe.

Schneider S, Margraf J (1998). Agoraphobie und Panikstörung. Göttingen: Hogrefe.

Seligman ME (1979). Erlernte Hilflosigkeit. München: Urban & Schwarzenberg.

Seligman M, Maier S (1967). Failure to escape traumatic shock. J Exp Psychol; 74: 1–9.

Shiekh J, Yesavage JA (1986). Geriatric Depression Scale. Recent findings and development of a short version. In: Brink T (Hrsg). Clinical Gerontology: a guide to assessment and intervention. New York: Howarth Press.

Smith DL (1976). Goal attainment scaling as an adjunct to counseling. J Couns Psychol; 23: 22–7.

Tannock C, Katona C (1995). Minor depression in the aged. Concepts, prevalence and optimal management. Drugs Aging; 6: 278–92.

Tebbs V, Martin A (1987). Affective disorders in the elderly: 1000-patient GP trial a new drug. Geriatr Med; 17: 17–21.

Tews E (1983). Alter und Altern in industrieller Gesellschaft. In: Reimann H (Hrsg). Das Alter. Stuttgart: Enke; 22–44.

Walker DA, Clarke M (2001). Cognitive behavioural psychotherapy: a comparison between younger and older adults in two inner city mental health teams. Aging Ment Health; 5 (2): 197–9.

Williamson G, Schulz R (1992). Pain, activity and symptoms of depression among community-residing elderly adults. J Gerontol; 47: 367–72.

Wittchen HU, Bullinger-Naber M, Hand I, Kasper S, Katschnig H, Linden M, Margraf J, Möller H-J, Naber D, Pöldinger W, van de Roemer A (1994). Was Sie schon immer über Angst wissen wollten! Basel: Karger.

Wittkowski J (2003). Sterben, Tod und Trauer. Stuttgart: Kohlhammer.

Yesavage JA, Brink TL, Rose TL, Lum O, Huang V, Adey M, Leirer VO (1983). Development and validation of a geriatric depression screening scale: a preliminary report. J Psychiatr Res; 17 (1): 37–49.

Zank S, Niemann-Mirmehdi M (1998). Psychotherapie im Alter: Ergebnisse einer Befragung von Psychotherapeuten. Z Klin Psychol Psychiatr Psychother; 27: 125–9.

Zank S, Wilms HU, Baltes M (1996). Gesundheit und Alter. In: Schwarzer R (Hrsg). Einführung in die Gesundheitspsychologie. 2. Aufl. Göttingen: Hogrefe.

Zung WW (1971). A rating instrument for anxiety disorders. Psychosomatics; 12 (6): 371–9.

BÜCHER ZUM THEMA

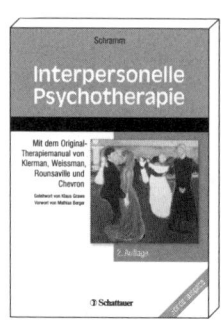

Sonderausgabe 2003 der 2., durchgesehenen und aktualisierten Auflage 1998. 344 Seiten, 8 Abbildungen, 39 Tabellen, kart.
€ 29,95/CHF 47,90
ISBN 3-7945-2329-6

Schramm (Hrsg.)
Interpersonelle Psychotherapie
bei Depressionen und anderen psychischen Störungen

Mit dem Original-Therapiemanual von Klerman, Weissman, Rounsaville und Chevron

Geleitwort von Klaus Grawe
Vorwort von Mathias Berger

Die erste deutschsprachige Einführung in die Interpersonelle Psychotherapie (IPT), die von Kleman, Weissman et al. entwickelt wurde, liegt jetzt erstmals in einer preiswerten Sonderausgabe vor.

Aus dem Inhalt des Buches:
- Entwicklung der IPT in den USA und in Deutschland, Abgrenzung gegenüber anderen Therapieverfahren.
- Epidemiologie, Diagnose und Verlauf depressiver Erkrankungen als Beziehungsstörungen.
- Übersetzung des *Original-Therapiemanuals* mit den Durchführungsleitlinien der Interpersonellen Depressionstherapie.
- Hinweise zur praktischen Anwendung der IPT: Kombinierte Behandlung mit Psychopharmaka, stationärer Bereich, schwierige Therapiesituationen, Miteinbeziehung von Bezugspersonen, Erfolgsbeurteilung.

Da sich die IPT keiner orthodoxen Lehrmeinung verpflichtet fühlt, sondern an dem pragmatischen Ziel einer möglichst wirksamen und ökonomischen Therapie orientiert ist, leistet sie über ihr therapeutisches Anliegen hinaus einen wesentlichen Beitrag auf dem Weg „von der Konfession zur Profession" (Grawe) in der Psychotherapie. Ein Grundlagenwerk für Psychotherapeuten, Psychiater, Nervenärzte, für Klinik und Forschung.

2004. 293 Seiten, 76 Kopiervorlagen, 5 Tabellen, kart.
€ 49,95/CHF 79,90
ISBN 3-7945-2322-9

Wagner/Bräunig
Psychoedukation bei bipolaren Störungen
Ein Therapiemanual für Gruppen

Der psychotherapeutischen Behandlung von Patienten mit bipolaren Störungen ist bis Anfang der 90er-Jahre wenig Aufmerksamkeit geschenkt worden. Es dominierten organische Ätiologiemodelle. Durch Forschungsergebnisse, die deutlich machten, dass psychosoziale Faktoren einen maßgeblichen Einfluss auf den Verlauf der Erkrankung haben können, stieg in neuerer Zeit das Interesse an der Entwicklung psychotherapeutischer Verfahren für diese Patientengruppe.

Da im deutschsprachigem Raum bislang ein manualisiertes Therapieprogramm bei bipolaren Störungen fehlte, wurde dieses psychoedukative Gruppenmanual entwickelt. Viele Patienten verfügen, trotz langer Behandlungserfahrung, nur über ein rudimentäres Wissen bezüglich ihrer Erkrankung und den Umgang damit. Die oft mangelnde Behandlungscompliance veranlasste die Autoren, den Schwerpunkt des Manuals auf die Transparenz bzw. Nachvollziehbarkeit der Behandlung für die Patienten zu legen. Es entstanden zum einen medikamentöse, zum anderen psychotherapeutische Behandlungsstrategien, welche die Eigenverantwortlichkeit und das Selbstmanagement der Betroffenen unterstützen und stärken sollen.

Das Manual besteht aus 12 Sitzungen à 60 Minuten, in denen alle derzeit diskutierten Einflussfaktoren auf die Erkrankung thematisiert und entsprechende Copingstrategien erarbeitet werden. Neben konkreten Hinweisen zur praktischen Durchführung werden die Inhalte der einzelnen Sitzungen ausführlich beschrieben. Ergänzt werden sie durch umfangreiche Arbeits- und Informationsmaterialien für die Patienten. Das Manual kann sowohl bei stationären als auch ambulanten Gruppen angewendet werden. Es richtet sich somit an Psychiater und Psychotherapeuten, an Psychologen mit klinischem Arbeitsschwerpunkt und an alle anderen Berufsgruppen, die in psychiatrischen Einrichtungen tätig sind.

www.schattauer.de